未病先防，已病防变

——中医健康教育读本

主　　编　李荣华　郁东海

执行主编　孙　乔　奚　磊　叶　盛

副 主 编　傅益飞　林　涛　孙　敏
　　　　　骆智琴　齐昌菊

主　　审　张晓天　艾　静

上海科学技术出版社

图书在版编目(CIP)数据

未病先防,已病防变:中医健康教育读本/李荣华,
郁东海主编.—上海:上海科学技术出版社,2014.8
ISBN 978-7-5478-2286-9

Ⅰ.①未… Ⅱ.①李… ②郁… Ⅲ.①中医学-
预防医学-基本知识②中医学-保健-基本知识
Ⅳ.①R21

中国版本图书馆 CIP 数据核字(2014)第 145193 号

未病先防,已病防变——中医健康教育读本
主 编 李荣华 郁东海

上海世纪出版股份有限公司
上海 科 学 技 术 出 版 社 出版
(上海钦州南路 71 号 邮政编码 200235)
上海世纪出版股份有限公司发行中心发行
200001 上海福建中路 193 号 www.ewen.cc
常熟市华顺印刷有限公司印刷
开本 700×1000 1/16 印张:14.75
字数:160 千字
2014 年 8 月第 1 版 2014 年 8 月第 1 次印刷
ISBN 978-7-5478-2286-9/R·761
定价:28.00 元

内 容 提 要

本书是一部基于"治未病"理念的中医健康教育读本,强调"未病可先防,既病可减轻,病后防复发"的预防思想。全书分为三部分:"人人都应该懂中医",分7节重点介绍中医基础知识与理念;"不同人群中医调养",分别介绍了儿童、妇女、老年、白领及肥胖5类重点人群的中医预防保健方法;"常见病症中医防治",对目前社区较常见的12种病症的中医健康教育指导和干预方法进行了详述。

本书厘清了中医基本理念,提出了中医对重点人群和常见病症的养生保健方法,可作为中医爱好者学习中医的基础读物。

编　委　会

主　编
李荣华　郁东海

执 行 主编
孙　乔　奚　磊　叶　盛

副 主 编
傅益飞　林　涛　孙　敏　骆智琴　齐昌菊

主　审
张晓天　艾　静

编　委
（以姓氏笔画为序）

卫　明　王　勇　王　静　孔祥亮　卢江虹
朱　俊　乔　羽　关　鑫　李华章　杨燕婷
周卫东　贾　红　陶莉洁　梁　超　黄陈伟

前　言

中医药学经过漫长的历史进程,形成了特有的理论体系和对疾病的辨治方法,它的整体观念、辨证论治、适宜技术,在我国医疗卫生工作以健康为主导的今天,有着西医学不可替代的简、便、效、廉之优势。

近年来,随着我国人口老龄化进程的加速,疾病谱的不断变化,医疗费用剧增以及健康保障模式的改变,基于中医"治未病"理念的健康教育逐渐发挥越来越重要的作用。"治未病"是中国传统文化理念"防患于未然"在中医学中的具体应用,从一定意义上说是关于预防的哲学思想在中医养生、保健、预防、医疗、康复全过程中的应用体现,同时随着后世不断发展完善,被不断注入了新的内涵和方法。其理论体系可以概括为:未病养生以防患未然,欲病救萌以防微杜渐,已病早治以防其传变,病后调摄以防止复发。充分体现了在整体辨证论治的原则之下,以健康为核心,贯穿个体预防,不仅符合当今人类医疗保健的需求,更体现了自身的科学价值。

有鉴于此,国家中医药管理局于 2011 年成立国家中医药试点地区健康教育协作组,探索在基本公共卫生服务中充分发挥中医健康教育的有效途径和工作模式。而基于"治未病"理念的中医健康教育相关规范和读本编撰成为其研究方案中的一个重要组成部分。

为了撰写好本书,编写组先后数次组织专家对编撰方案和体例进行反复研讨论证,数易其稿,力求做到内容翔实、言简意赅、通俗易懂,具有较强的实用性和操作性。本书分为三部分:"人人都应该懂中医",分7节重点介绍中医基础知识与理念;"不同人群中医调养",分别介绍了儿童、妇女、老年、白领及肥胖5类重点人群的中医预防保健方法;"常见病症中医防治",对目前社区较常见的12种病症的中医健康教育指导和干预方法进行了详述。本书厘清了中医基本理念,提出了中医对重点人群常见病症的养生保健方法,为社会大众提供了规范的中医健康教育科普知识,具有一定的实践应用价值。

整个编撰过程中编委会尽心尽力,但由于时间紧迫、学术水平有限,而且中医"治未病"健康教育仍为探索创新性工作,没有太多经验可借鉴,编写中难免会存在疏漏,敬请专家和读者多多指正!

编者

2014 年 4 月

目　录

人人都应该懂中医

中医学发展史
2

中医对人体生命的认识
—— 13 ——

中医对疾病的认识
—— 28 ——

中医治未病理论

39

中医经络与常见保健穴位

51

中医药食同源

72

中医养生观
82

不同人群中医调养

儿 童
90

白 领 人 群

肥 胖 人 群

—— 129 ——

常见病症中医防治

感 冒
144

慢性支气管炎
151

冠 心 病
157

高 血 压 病
163

脑 卒 中
168

慢 性 肝 炎
175

便 秘
184

糖 尿 病
192

骨 质 疏 松 症
197

颈肩腰腿病
201

痔　疮
205

失　眠　症

—— 210 ——

人人都应该懂中医

中医学发展史

中医距今大概有五千年的历史了，在漫长的发展过程中，历代都有不同的发明创造，涌现了许多名医，出现了许多重要学派和名著。

"悬壶"的由来

相传东汉时期有个费长房，一次在市场里看见一个老人在卖药，一只壶悬挂在药铺旁边，集市散了以后，只见这老人一跃，跳进了壶里，费长房看了觉得非常神奇。

之后，他经常看见老人在闹市出现，于是费长房带着酒和肉拜访老人，老人带着费长房进入壶中，只见壶内宫殿庄严华丽，满桌美酒佳肴，老人告诉费长房他是神仙，让费长房跟他学习道术。后来人们将行医和卖药称为"悬壶"。

杏林春暖的故事

中国古代有"杏林春暖"的说法，与三国时期的名医董奉有关，董奉医德高尚，医术精湛，为人治病疗效甚好，遇病家贫困，董奉不取报酬，而让病家在一片空地种植杏树，病重者治愈后种 5 棵，轻者种 1 棵，久而久之，病家种植的杏树蔚然成为茂盛的杏林，董奉每年将杏换谷，以之赈济贫困者，因此后世往往以"杏林"二字代表医界，而用"杏林春暖"、"誉满杏林"等称颂医德高尚，医术高明。

中医渊薮——《黄帝内经》

秦汉时期成书的《黄帝内经》，是我国现存最早的一部中医经典著作，是后世中医药理论的渊薮，至今仍指导着中医临床实践。《黄帝内经》涵盖了许多内容，阴阳五行、藏象经络、病因病机、治则治法、针灸运气、体质养生、治未病等。

《黄帝内经》中的预防疾病、治病于未发的思想非常可贵。书中曰："是故圣人不治已病治未病，不治已乱治未乱，此之谓也。夫病已成而后药之，乱已成而后治之，譬犹渴而穿井，斗而铸锥，不亦晚乎！"意指我们要重视预防，否则若等到疾病生成了再治疗，就好像口渴了才去挖井，打仗了才去铸造兵器，为时已晚。同时《黄帝内经》还非常注重人体的身心健康，人的精神状态对于人体健康，对于疾病的发生、发展及预后都有极为重要的影响。精神愉快，情绪开朗，则能促进健康；反之，则容易诱发疾病，正如书中曰："内无思想之患，以恬愉为务，以自得为功，形体不弊，精神不散，亦可以百数。"正是此意。中国古代强调精神愉快与未病先防的思想，历代相传，不断发展。葛洪曾说："莫哀憔悴，伤也。"孙思邈亦告诫："莫忧思，莫大怒，莫悲愁，莫大惧。""多愁则心慑"，"多怒则百脉不定"。朱丹溪也明确写道："与其救疗于有疾之后，不若摄养于无疾之先。"这都是从我国古代的预防医学思想继承而来。

另外，《黄帝内经》还提到了对于自然界变化与疾病之间关系的观察，发现一年四季气候的反常或季节变换之际，往往会引起某些疾病的发生与流行。可见，中国医学史上有关卫生与预防医学的内容非常丰富，它包括卫生学、心理学、生理学、营养学、药物学、体育学、环境气象学等许多方面。与我们西医学模式非常吻合。

长沙太守张仲景和他的《伤寒杂病论》

张仲景，曾做过长沙太守，他所处的时代正处于东汉末年，战乱频繁，疫病流行，自己宗族中的人多死亡于疫病，因此抛弃仕途，开始发愤钻研医学。他所著的《伤寒杂病论》，专门论述了多种杂病的辨证论治的原则，为后世的临床医学奠定了发展的基础。需要说明的是，中医所说的"伤寒"是指一切外感热病的总称，或专指感受了外界的风寒邪气所得的病，不是西医常说的伤寒症。后世流传分为《伤寒论》与《金匮要略》，全书收方269首，这些方剂配伍用药比较合理，后世许多医家按照书上的方法治病，多能取得很好的疗效，因此被赞为"方剂之祖"。

曾为曹操治病的名医华佗

华佗，我国著名的医学家，他医术高明，不仅精通内科、妇科、儿科、针灸疗法，更擅长外科手术，后世称为"外科始祖"，他使用全身麻醉剂"麻沸散"进行各种外科手术。华佗又从多喝酒使人醉而不省人事中得到启发，将"麻沸散"和酒在外科手术前一起给患者吞服。华佗在针灸上的成就卓著，曾治愈曹操的头痛病，后人为了纪念他在针灸上的贡献，将脊柱两旁的穴位命名为"华佗夹脊穴"。此外他还发明了"五禽戏"，这是模仿熊、鹿、鸟、猿、虎五种动物的动作进行锻炼的一种导引术。

早期的身心"保健操"——导引

所谓导引术，是将呼吸运动和躯体运动相结合，而且强调全神贯注，能充分调动机体内在因素，不仅能增强体质，防治疾病，而且能防止衰老，延长寿命，深受大家的喜爱。早在原始时代，先民们为了表示欢乐、祝福和庆功，往往学着动物的跳跃和飞翔姿势舞蹈，后来逐渐发展成为锻炼身体的医疗方法。春秋战国时期出现了一批专门研究导引吐纳的养生家，《黄帝内经》中也记载有许多导引内容。1974年湖南长沙马王堆出土的导引图是现存最早的导引图，生动地反映了古代人民锻炼身体和防治疾病的生动情景，以后历代著作中均有各种导引术的记载。之后又出现了五禽戏、八段锦、十二段锦、易筋经、太极拳以及气功等。说明我国古代的医疗体系一脉相承，从未中断。

对中药学做出贡献的医药圣贤们

中国历史上有"神农尝百草、一日而遇七十毒"等传说，反映了古代劳动人民在与自然和疾病作斗争的过程中发现药物、积累经验的艰苦历程，也是中药起源于生产劳动的真实写照。现存最早的药学专著《神农本草经》是秦汉时期众多医学家搜集、总结了先秦以来丰富药学资料而成书的。该书记载药物365种，最早把药物分为上、中、下三品，对药物的产地、别名、形态、药性和治疗功效等作了记载。它的问世，标志着中药学的初步确立。

陶弘景，南北朝时期著名的医学家、药学家、炼丹家和养生家，著有《本草经集注》、《补阙肘后百一方》、《养性延命录》等著作。陶弘景37岁时，便辞去了南齐"诸王侍读"的官职，到句容县（现江苏省句容市）句曲山修道，过隐居的生活。梁武帝起兵时，陶弘景曾经表示支持，因此梁武帝非常信任他，每次遇到吉凶征讨的大事，都要征询他的意见，所以当时人称他"山中宰相"。陶弘景认识到，魏晋以来，随着新药品种的不断出现，以及对药物的性味、主治、异名、产地、采收时节等的认识不断丰富，《神农本草经》只记载了365种药物品种，显得很不够了，已不能反映当时已经掌握和实际使用药物知识的全貌。于是陶弘景在《神农本草经》的基础上重新整理、校订、补充、鉴别，又增加了365种药，编成了《本草经集注》共3卷，药物730种，分为玉石、草木、虫兽、果、菜、米食及其他7类。内容包括：药物的炮制和配制方法，各种疾病通用的药物，中毒解救药，服药后的禁忌事项。《本草经集注》的编辑方法、体例和分类原则为后世许多医家所接受，这种体例，从唐代的《新修本草》开始，沿用了千年之久，直到明代李时珍的《本草纲目》问世，才取代了它。

唐代（公元618～907年）经济繁荣，促进了中药学的发展，唐显庆二年（公元657年），当时任唐朝议郎行右监门府长史骑都尉的医药家苏敬，深感医疗上的迫切需要，特向唐政府提出了编修新的药学专书的建议，获得了政府的同意。由苏敬任主编召集23人，在《本草经集注》所收药物的基础上，广泛征集全国各地的药材，在此基础上花了2年的时间完成，包括本草、图经、药图3部分，成书后政府以药典的形式颁行全国。经过历代更迭，其中药图和图经两部分在宋代失传，本草部分曾收藏于敦煌石窟中,鸦片战争后被外国人掠夺,现分别被收藏于英国伦敦大不列颠博物馆和法国巴黎图书馆。现存尚志钧辑复本。

到了明代出现了李时珍的《本草纲目》。李时珍出身于世医之家,祖父是走街串巷行医的医生,父亲是当地的名医。他从小随父诊病抄方,14岁考中秀才,后3次乡试未中,遂矢志于医学。在行医的过程中,发现许多医药书籍存在着错误,因此决心对药物学进行整理、考订和补充,编著一部内容丰富又符合实际的药物学专著。李时珍从34岁着手进行此项工作,经过27年的艰辛努力,到60岁才编著完成《本草纲目》。该书载药1892种,内容丰富,涉及医药学、植物学、动物学、矿物学、农学、物理学、化学、天文学及文献学等,成为医药学史上划时代的里程碑,被英国博物学家、进化论奠基者达尔文称誉为"中国古代的百科全书",并引用了其中的内容。

针灸与推拿的发展不简单

除了药物以外,中医最别具一格的治疗方法还有针灸和按摩。针灸疗法是一种操作简便、应用广泛迅速、安全经济的方法。针刺与灸法是两种不同的治疗方法,不是同时被发明,但两者均按照中医的经络学说选取穴位进行治疗,且时常相互配合应用,即《黄帝内经》所谓的"针所不为,灸之所宜",正是这个意思。最早的针刺工具是砭石,以后逐渐有了竹针、陶针,再以后又有了铜针、铁针、银针等。用于灸治的材料也有多种多样,最初用树枝和杂草,后来用木炭、竹筷灸、艾灸、硫黄灸、雄黄灸、灯草灸等,艾灸是最为普遍的。古代文献上也出现了许多关于针灸治病取得疗效的记载。

《黄帝内经》中含有较多针灸的理论和内容。晋代皇甫谧的《针灸甲乙经》是现存第一部针灸专著,对针灸的发展起到了承上启下的作用。唐代太医署分科设置中,针灸已作为独立一科存在。宋代著名针灸学家王惟一编著了《新铸铜人腧穴针灸图经》一书,并开创性地设计铸造了2具针灸铜人,这2具铜人与正常人体身高差不多,体表铸有穴位,穴位旁有穴名。铜人的铸造成功,既使穴位有明确的标准,同时又可供教学和考试之用。考试之前,先用黄蜡涂敷铜人全部体表以遮去穴位,然后在铜人体腔中灌以水或水银,考试中,若刺中指定穴位,针拔出后即有水从穴位流出,未刺中则无此现象,可见制作工艺相当精巧。明代在针灸上有较大贡献者是高武,其编著了《针灸聚英》和《针灸节要》,并铸制了2具男、女儿童的针灸铜人。历代都有关于针灸铜人的制作,大部分已失传。新中国成立后,还发明了针刺麻醉术。

按摩术与针灸术处于同样重要的地位而广泛应用。按摩是推拿的古称,古代文献早已有之。临床医生通过按、摩、推、拿、滚、揉等各种手法,作用于患者体衰的部位,以达到疏通经络、宣通气血、调和阴阳、祛邪扶正等作用。推拿治疗腰椎间盘突出症、腰部劳损、偏瘫、小儿麻痹后遗症、胃下垂、小儿营养不良等病症,均有较好的疗效,还可以用于急救及养生等。作为保健养生术的一种,推拿不但在古代被用于增强人们的机体能力,而且一直沿用至今。

酒与中医药

中药临床使用需要一定的炮炙,炮炙的目的是为了减轻药物的毒性和增强药物的疗效。最早的炮炙学专著为《雷公炮炙论》,该书介绍了300多种药物的炮制加工方法。药物的炮制离不开酒,酒与中医的关系密切,酒的起源很早,自从人类有了农业生产,多余了粮食,就有了酒,大规模酿酒出现在商代。酒能杀菌消毒,少量喝酒使人兴奋,过量饮酒使人麻醉,甚至发生呕吐、头痛、昏睡不知人事等症状。因此,可以说酒是古代百姓很早就发现的麻醉药和兴奋药。中医学认为,酒对人体能起到"通血脉"、"行药势"的作用,适量饮酒可以促进血液循环,增加药物的效能。酒是炮炙中药不可缺少的媒介物,有的中药须先经酒洗或酒浸,有的则需酒炒或酒蒸,通过这些步骤可以消除或减少药物的不良反应,促使药物的治疗效果更好地发挥出来,同时也可用来浸药酒。用酒送服药粉、药丸,能使药物很快发挥作用。殷商时期的甲骨文就有了"鬯其酒"的记载,这是最早的药酒。《荆楚岁时记》里记载的屠苏酒是中国古代最著名的预防传染病的药酒。每年端午节饮用的雄黄酒,也可用来预防疾病。

最早的急诊手册——《肘后救卒方》

晋代葛洪的《肘后救卒方》是最早的急诊手册,简称《肘后方》。书中所载方子,大部分为急救用的,"肘后"是随身携带的意思。这部书是葛洪在各地行医、游览、传道中收集的许多方子,经过精心挑选而编写的。《肘后方》中涉及的疾病种类相当丰富,其中许多珍贵的医学史料,比如书上描写的天花症状、传染性、危险性是世界上最早的记载,对结核病传染性的认识也是世界上最早的。如今在民间应用还十分广泛的拔火罐疗法,近代称为"角法",也是《肘后方》中首先作了记载。这部书在处理骨折和关节脱位时,采用小夹板局部固定法,是具有突出特点的一种疗法。

孙思邈的《千金方》

孙思邈集毕生之精力,著成《备急千金要方》、《千金翼方》。其中,《千金要方》分为30卷,合方论5300首;《千金翼方》亦30卷,载方2571首。二书还对临床各科、针灸、食疗、预防、养生等均有论述。同时,孙思邈十分注重预防,着重记述了古代养生家的经验与学说,并提出了自己的看法,内容包括养生环境选择、饮食养生、药物养生、气功导引养生及养生禁忌等,尤其在营养缺乏性疾病防治方面,成就突出。如认为瘿病(指甲状腺肿类疾病)是因人们久居山区,长期饮用一种不好的水所致,劝告人们不要久居这些地方;对夜盲患者,采用动物肝脏治疗等。孙思邈非常注重医德,在《千金要方》自序中认为"人命至重,有贵千金,一方济之,德逾于此",即把人的生命看得比千金还重要。该书有"大医习业"、"大医精诚"两篇专论医德,全面论述了医生的职业道德和医疗作风。在药物学方面,孙思邈更有独到的见解,十分注重采药时间和制作方法,详细记述了230多种药物的采集时间,并列出600多种常见和常用药物,建议人们随时采集,以备不时之需。还认为采药必须弄清产地,故在书中记载了当时133个州的519种道地药材。由于孙思邈在药物方面的突出贡献,人们尊称他为"药王"。以前有些中药店内供奉着药王菩萨,他的原型就是唐代著名的药学家孙思邈,他不仅对我国的药物学有所贡献,对整个中医学的发展也起到了促进作用。

最早的中成药店

秦汉以来,医生大多数一面行医,一面卖药,专营药物的店铺较少。到了宋代,由于城市商业的发展,专门出售中成药和生药材的店铺纷纷出现。北宋皇帝曾下诏在首都开封设立"熟药所"和"卖药所",即中成药的药店,熟药所里的医官和药工们,将一些经过加工多次应用、确有显著疗效的药方配上药,加工制成丸、散、膏、丹制剂出售。朝廷经营成药专利买卖,既增加了收入,又便利了市民,熟药所快速发展起来。另外这一时期还有许多民间药铺,当时的药铺已有了一定的分工,有专卖丸药的"百种丸药铺",及专卖一种丸药的特定药铺,如专卖小儿药的儿科药铺,专卖齿科药的药铺等。

中医学的发展中名医名著迭现、流派纷呈

相传在神农氏(炎帝)时就有了"神农尝百草"的故事,医学经验不断积累。春秋战国、先秦两汉时期,出现了许多名医,如扁鹊等。并产生了最早的中医经典著作《黄帝内经》,以及第一部药物学专著《神农本草经》。同时,中医学的诊断手法和治疗手段都已基本确立,临床医学方面,人体的经络已经为医家所熟悉,著名医家张仲景编著的《伤寒杂病论》确立了中医"辨证施治"原则,并最终发展成为后世中医临床实践的准则。中国的"外科鼻祖"华佗在外科中首创全身麻醉法。魏晋南北朝时期,服食炼丹、追求长生不老之风兴起,各科经验进一步丰富,葛洪的《肘后救卒方》为当时最全的急诊手册。到了隋唐,颁布了世界上第一部国家药典《新修本草》;著名药王孙思邈撰写了唐代最具代表性的医药学名著《千金方》。宋金元时期随着经济发展和科技进步,政府对医药采取了系列措施,医政管理有了改进,成就突出,特别是金元四大家刘完素、张从正、李杲、朱丹溪的出现,极大地推动了中医学理论的发展。到了明代还有位非常了不

起的医学大师就是著名的李时珍,所著《本草纲目》中对本草学进行了全面整理总结,被称为中国古代的百科全书。大约在公元 11 世纪,中医即开始应用"人痘接种法"预防天花,成为世界医学免疫学的先驱。

公元 17~19 世纪,由于传染病的不断流行,人们在同传染病作斗争的过程中,形成并发展了温病学派,诞生了叶桂、薛雪、吴瑭、王士雄温病四大家。

金元四大家

金元时代,中医学出现了许多各具特色的医学流派。其中有代表性的有四大家,即:刘完素(1120~1200 年),认为伤寒(泛指发热性疾病)的各种症状多与"火热"有关,因而在治疗上多用寒凉药物,后世称之为"寒凉派";张从正(约 1156~1228 年),认为病由外邪侵入人体所生,一经致病,就应祛邪,故治疗多用汗、吐、下三法以攻邪,后世称之为"攻下派";李东垣(1180~1251 年),提出"内伤脾胃,百病由生",治疗时重在温补脾胃,因脾在五行学说中属"土",故被后世称为"补土派";朱震亨(1281~1358 年),认为人体"阳常有余,阴常不足"(即认为人体常常阳气过盛,阴气不足),治疗疾病应以养阴降火为主,被后世称为"养阴派"。

人痘接种术与温病学

明代,有一批医学家提出把伤寒、温病和温疫等病区分开。到了清代,温病学说达到成熟阶段,出现了《温热论》等专著。大约在公元 11 世纪,中医即开始应用"人痘接种法"预防天花,成为世界医学免疫学的先驱,这是牛痘接种术发明以前预防天花的有效方法。人痘接种术有痘衣法,即把痘疮患者的内衣给接种者穿上,以产生抵抗力,这是最原始的方法;痘浆法,取痘疮的疱浆,用棉花塞入被接种者的鼻孔内;旱苗法,把痘痂阴干研末,以银管吹入鼻孔。早期的种痘术,采用的天花的痂,叫做"时苗",实际上是以人工的方法使接种者感染天花,这类疫苗的危险性比较大。我国人民在种痘的实践过程中,逐步取得选中苗种的经验。以后有了改良,又选取了接种多次"苗性和平"的痘痂作疫苗,称为"熟苗",这类疫苗的毒性减弱，接种后比较安全。以后，人痘接种术由阿拉伯国家传入欧洲，受此启发，英国人琴纳发明了牛痘接种术，最终在世界上消灭了天花。公元 17～19 世纪，由于传染病的不断流行，人们在同传染病作斗争的过程中，形成并发展了温病学派，温病四大家的代表有叶天士（叶桂）、薛生白（薛雪）、吴鞠通（吴瑭）和王士雄（王孟英）。

走方郎中

铃医，是我国古代手摇"串铃"走街串巷的民间医生，深入穷乡僻壤为老百姓看病，这些医生，又被称为"走方医"。在中医学发展的历史上，有着难以计数的民间走方医，他们常用容易得到的中草药医治病痛，很受百姓的欢迎，其中蕴含着十分丰富的宝贵经验。但是，他们的社会地位低下，备受歧视，人们常对他们不屑一顾，污蔑他们是卖假药的骗子，故民间还有"郎中"的称呼，甚至称他们为"江湖郎中"，带有很大的贬义。清代中期，具有革新思想的医学家赵学敏对民间走方医的经验深为感佩，为使铃医的经验能够登上"大雅之堂"，在走方医赵柏云的帮助下，编撰成了《串雅》，是民间走方医经验的总结。书中记载的方法均简便易行，如五倍子研末填敷脐中治疗盗汗，吴茱萸研末调醋贴两脚心（涌泉穴）治疗咽喉发炎，绿豆油（绿豆粉）涂敷治疗天疱疮，硫黄末与棉花子烧烟熏灭臭虫等。

近百年来，随着西医在中国广泛地传播，形成中医、西医、中西医结合并存的局面。一些医家逐渐认识到中西医各有所长，因此试图把两种学术加以汇通，逐渐形成了中西医汇通学派。其代表人物及其著作是：唐宗海（1862～1918 年）之《中西汇通医书五种》；朱沛文（约 19 世纪中叶）之《华洋脏腑图像合纂》；张锡纯（1860～1933 年）之《医学衷中参西录》等。

中华人民共和国成立以来，中医学取得了长足的进步，在研究的广度和深度及方法上均超过了历史任何时期。1988 年，原国家中医管理局被撤销，同时成立国家中医药管理局，并将原属国家医药管理局管理的中药部分划归国家中医药管理局。1998 年，根据《国家中医药管理局职能配置、内设机构和人员编制规定》，国家中医药管理局成为卫生部管理的主管国家中医药事业的行政机构。在党和政府的关怀下，中医药事业得到不断传承和创新，愈发显示出其在祖国卫生事业中举足轻重的作用。

中医药学是中华民族灿烂文化的重要组成部分。几千年来为中华民族的繁荣昌盛作出了卓越的贡献，并以显著的疗效、浓郁的民族特色、独特的诊疗方法、系统的理论体系、浩瀚的文献史料，屹立于世界医学之林，成为人类医学宝库的共同财富。中医药学历数千年而不衰，显示了自身强大的生命力，它与现代医药共同构成了我国卫生事业，是中国医药卫生事业所具有的特色和优势。

中医对人体生命的认识

中医和哲学的关系

哲学,是人们对世界(自然、社会、思维)最一般规律的认识,听起来好像离我们很远,生活中也很少提到这个词,其实生活中处处都体现着哲学思想,我们都在不知不觉地应用哲学思想来指导着我们的生活。比如说"一把钥匙开一把锁"体现了具体问题具体分析思想;"心动不如行动"体现了实践论思想;"凡事两手准备"体现了矛盾分析方法和一分为二的观点。

中医学形成于战国至秦汉时期,是一门来源于临床的经验医学。由于中医理论体系形成时期实验科学并不发达,只有借助当时较为活跃的哲学思想和方法对中医学的固有认识和实践经验进行理性阐释,因而形成了古代哲学与中医学的融合。简而言之,就是哲学对中医学有重要的指导作用,中医学借助哲学这个工具来阐释人体各种复杂现象。这就好比一座精美的建筑,只有借助钢筋混凝土框架的支撑才能稳固而华美。阴阳学说、五行学说和精气学说,是对中医学理论体系的形成和发展最有影响的古代哲学思想,也是中医学的重要思维方法,所以要理解中医,就必须先了解这些哲学思想。

阴阳贵在和谐

现代人们买房都喜欢朝南的房间,因为阳面光线好、暖和,而朝北房则阴暗、潮湿。阴阳最初的概念就是起源于对自然现象的观察,指日光的背向,向阳的一面为阳,背阳的一面为阴。后来随着人们观察对象的丰富以及思辨能力的加强,将阴阳的概念加以引申并不断扩大,最终形成了对自然界相互关联的某些事物、现象及其属性对立双方的高度概括。凡是明亮的、温热的、向上的、向外的、运动的等属性都属阳,凡是晦暗的、寒冷的、向内的、静止的等属性都属阴。如白天为阳,夜间为阴;夏天为阳,冬天为阴;火为阳,水为阴;男为阳,女为阴;脾气暴躁的为阳,性格内向的为阴等。阴阳是宇宙间普遍的规律,一切事物和现象的发生、发展与变化都是阴阳对立统一作用的结果。中医学认为,人是自然界中的人,也要遵循自然规律,人体的组织结构均可按其上下、内外、前后等相对部位和功能特点来分属阴阳,如头属阳,脚属阴;后背属阳,胸腹属阴;肌肤属阳,脏腑属阴等等。

那么,为什么要对人体进行阴阳属性的划分呢?其实,就是要利用阴阳之间本身的交感相错、互根互用、消长平衡、胜负转化的运动规律来阐释人体结构,概括生理功能和病理变化,并指导诊断和治疗。

人体的正常生命活动是阴阳双方协调、处于动态平衡的结果,但是这种平衡不是说阴、阳在人体永远各占50%,而是它们在不断相互对抗、相互作用的运动中,发生消长和转化,就好像跷跷板一样,维持着相对稳定的平衡关系。如人的睡眠活动,是属于阳的兴奋与阴的抑制两种功能对立统一运动的结果。白天属阳,体内兴奋制约了抑制,所以人觉醒;晚上属阴,体内抑制占主导地位,所以人睡觉。当失去了这种动态平衡,那么就会出现白天头晕困倦、晚上失眠的情况。所以在某种意义上说,人体生病就是致病因素作用于人体,导致阴阳失调、脏腑组织损伤,发生功能障碍的过程,通俗地讲,中医治病就是调理阴阳。

人体生病会有很多复杂的临床表现,但都可用阴阳来概括,如精神亢奋为阳,少气懒言为阴;小便发黄为阳,清长为阴;大便干燥为阳,溏薄为阴;脉数为阳,脉沉为阴等。比如感冒是生活中的常见病、多发病,一般家庭都会备有很多感冒药物,有时管用,有时却不管用,这就是因为没有辨清感冒也是可以分"阴阳"的。虽然二者均有怕冷、发热、鼻塞、流涕、头身疼痛等症,但风寒感冒恶寒重发热轻,无汗,鼻流清涕,口不渴,舌苔薄白,脉浮或浮紧;风热感冒发热重恶寒轻,有汗,鼻流浊涕,口渴,舌苔薄黄,脉浮数。所以风寒感冒要用属阳性的辛温解表药物,如麻黄、桂枝之类;而风热感冒要用属阴性的辛凉解表药物,如金银花、连翘之类。否则不仅不能治好病,反而会导致更加损伤阳气或阴液。

再比如,冬令进补已成为人们的一个习俗,合理进补既可及时补充气血津液,抵御严寒侵袭,又能增强体质,使来年少生疾病。但并不是每个人都适合吃人参、鹿茸的。如果是阳虚体质,平时手脚冰冷、经常怕冷的,可以吃人参、菟丝子、巴戟天等补阳的药物,或者吃些热性的如当归羊肉汤等进行食疗;但如果是阴虚体质的,平时经常口渴、潮热、盗汗的就不适合吃红参、鹿茸类补阳药物,否则更加煎灼阴液,加剧病情,这些人就可以吃石斛、玉竹、麦冬、西洋参等滋阴之品。所以治病调补都要分阴阳。

对五行和算命的认识

一提到五行,估计很多人可能就想到了算命先生掐指一算,有的算结婚两人命是不是相克,有的算仕途在东南西北哪个方位能发达,还有给孩子算名字五行缺什么等等。这些都是封建迷信,和中医中的五行学说是两个概念。

五行,是指木、火、土、金、水五种物质及其运动变化。"木",就好像春天树木的枝条向四周伸展,所以木具有生发、条达的特性;生活中我们离不开火,烤火可以使身体暖和,而且火苗是向上窜的,所以五行中的"火"具有炎热、向上的特性;大地能长各种农作物,所以"土"具有承载、化生的特性;金属是经过矿石冶炼而变形形成的,所以"金"具有变革、肃杀、收敛的特性;自然界中的水是凉的,而且水往低处流,夏天我们都喜欢在水里游泳降温,所以"水"具有寒凉、滋润、向下的特性。

五行学说认为宇宙间各种事物和现象的发展变化,都不是孤立静止的，都是在这五种物质不断相生相克的运动中维持协调平衡，相生是资助生长，比如我们可以这样通俗地理解：树木的生长离不开水，所以水生木，而古人都是用木头烧火，所以木生火。相克是制约、克服的意思，例如生活中着火了都要用水灭火，就是水克火，而火的高温又能把金属融化，所以火克金。

中医学把五行学说应用于医学领域，主要是用五行特性类比五脏的生理特点和构建以五脏为中心的生理病理体系，以五行的生克制化运动规律来分析研究脏腑之间的相互关系。因此，五行学说在中医学中不仅被用作理论上的阐释，而且还具有指导临床诊治的实际意义。

五行学说对人体的解释

五行学说将人体的五脏分属于五行，以五行特性类比五脏功能特点。如木具有生发、条达之性，而肝有调畅气机、调节情志、疏泄胆汁的功能，最喜疏畅，故肝属木。当肝条达、疏泄功能失常时，则容易肝气郁结，甚至郁而化火，也就是我们常说的有些人爱发脾气、面红耳赤的，就是肝火旺盛。

中医以五脏为中心，以五行学说解释五腑、五体、五窍、五液、五志的五行属性，将他们分别归属五行系统中，构建了五个生理病理系统，所以中医五脏的内涵是非常广的，包含了多个部位。中医的藏并非单纯的解剖脏器，而是多元性的生理或病理功能单位。如肝（木）系统包括：肝与胆为表里，在体合筋、开窍于目、其华在爪、在液为泪、在志为怒，所以抽搐、目眩、爪甲不荣、易发怒都可责之于肝。如肝风内动手足抽搐的要平肝熄风，肝血虚面色苍白、视物模糊、爪甲不荣的要补肝血等。

下面以《内经临证发微》里的一个病案说明这个问题：

仇某，男，43岁，双眼红肿疼痛，眵多黏结，不能睁眼已3日。前日开始双眼异物感、灼热，次日双眼红肿疼痛、羞明，来诊时晨起眵多干结不能睁眼，大便偏干。曾服用头孢氨苄、青霉素及眼药水外滴，未见好转。查：双眼睑中度红肿，球结膜高度充血，角膜附有少许脓性分泌物。舌质红，

苔微黄,脉弦滑。证为时气邪毒,侵扰于肝,肝经热毒炽盛,上犯目窍。治宜泻火解毒,疏风清热,以龙胆泻肝汤化裁:

生大黄 10g,龙胆草 10g,柴胡 10g,山栀子 10g,黄芩 10g,通草 8g,泽泻 10g,车前草 15g,蝉衣 10g,木贼草 10g,野菊花 15g,土茵陈 15g。

3 剂,水煎服。

二诊患者自诉,眼睑球结膜充血消失,自觉诸证悉除。

[按语] 根据五行配属,目属肝,目与肝有着最为直接、最为密切的关系,临床肝经诸病,常可导致目疾,故治疗眼病,多考虑用治肝之法。

五脏的功能因五行的生克关系联结为一个整体,任何一脏功能必然受到其他四脏的影响。生活中我们经常有这样的体会,一生气就吃不下饭,没有胃口,这其实是由于情志因素导致肝气郁滞,又由于肝木克脾土,所以横逆犯脾胃,影响到脾胃的运化功能,故而食欲不振,称之为"木克土"。

五行学说在疾病辨识和治疗中的应用

人体是一个有机的整体,当内脏有问题时,人体内在脏腑功能活动及其相互关系的异常变化可以反映到体表相应的组织器官,出现色泽、声音、形态、脉象等方面的变化。比如人们经常用"面黄肌瘦"来形容一个虚弱之人,其实就是因为脾气虚导致的,因为在五行归属上,黄色属脾,而脾又主管着四肢肌肉,所以脾气虚,导致气血生化无源,不能荣养机体,而表现出面黄肌瘦,所以通过看面色就可判断病情。再如面色发青,喜食酸味,脉见弦象,可为肝有病;面见赤色,口味苦,脉象洪数,可为心有病等。

在治疗上还可以用五行学说作为指导来确定治疗原则,如补土生金法,就是针对肺虚,通过补脾胃的方法来治疗。如有很多慢性咳嗽,用止咳药物怎么也治不好,可以用补脾气的四君子汤加减来治疗;再有肺癌晚期常见脾虚证候,以培土生金为主的治法可提高患者生存质量、延长生存期,可作为晚期肺癌的长期治疗措施。

再如生活中亲戚朋友有忧愁、闷闷不乐的人,我们时常劝其到外面散散心，参加些娱乐活动，心情愉悦就好了，其实这就是应用了中医学中的"情志相胜"疗法，这在现代心理治疗中也被广泛应用。中医将情志活动归为五志（怒、喜、思、悲、恐），五志过极就会出现各种疾病。而情志相胜疗法就是依据由五行相克理论而产生的不同情志之间相互制约的关系，以情胜情来治疗情志疾病的方法。比如"怒伤肝，悲胜怒"、"喜伤心，恐胜喜"、"思伤脾，怒胜思"、"忧伤肺，喜胜忧"、"恐伤肾，思胜恐"。曾经有一个海归年轻女性，因留学期间男友提出分手，故而在海外忧思过度，导致茶饭不思，精神恍惚，体重从55kg减到35kg，回国后父母见到她"形销骨立"，皮包骨头，像个女鬼一样，心痛万分，多方求医，但均无效，后经心理医生诊治，认为她病起忧思过度，而"思伤脾"，导致脾胃运化功能下降，气血生化无源，对于这种由精神因素引起的心身疾病，还是需要情志疗法，"心病还需心药医"，考虑到"怒胜思"，要让她大怒才可以，所以要求他父母回家大声斥责她，引她发怒，后来大哭了一场，疾病有所缓解，再用药物调理，慢慢就好了。

人活精气神，精气对于生命的重要性

生活中我们经常会让那些素体亏虚或者大病之后的人吃点人参或者喝点高汤补补气，那么，为什么要补气？精气对人体有什么用？其实精气概念来源于中国古代哲学中的精气学说。精气学说，是中国古代哲学、气学范畴中的一种具有时代特征的哲学思想。它认为精气是宇宙万物的构成本源，无论是肉眼可见的物体，还是无形的极细微物质，都是气的存在形式，由于精气的联结中介作用，宇宙构成了一个万物相通、天地一体的整体，其自身的运动变化，推动着宇宙万物的发生发展变化。

具体而言，人是如何产生的呢？人为宇宙万物之一，万物都由精气构成，那么人类也由天地阴阳精气交感聚合而化生。对此中医有非常生动、具体的描述，认为男女交合，阴阳精气结合，才有胚胎，明确指出父母精气相结合后化育成人体各种组织器官，精气是构成人体的根本。在中医理论中，先天之精是与生俱来的，得之于先天父母的遗传，是生命的根本，储

藏于肾,而后天之精主要指脾胃所化生之水谷精气,可滋养先天之精。

现代研究和观察也表明,很多疾病都有遗传倾向,像高血压、2 型糖尿病、某些癌症、心脑血管疾病等。例如可能有些人一辈子没吸过烟最后得了肺癌,而有些人吸了一辈子的烟最终也没得肺癌,这使得部分烟民"心存侥幸",认为自己吸烟可能也没事,其实这就是家族遗传易感性在起作用。事实上,那些家族遗传背景比较好的,即先天之精充足的人群,在长期吸烟后也会有一些细胞发生异变,但他体内的修复基因能很快修复这些损坏的细胞而避免癌变;而一些免疫功能差的易感人群则很可能因为吸烟等不良刺激罹患肺癌。所以有这些家族病史的人,在生活中就要格外注意,预防这些疾病的发生,这就是先天之气不足,所以要靠后天之气调养。

有些人大冬天只穿一件毛衣都不冷,而有的人毛衣、保暖衣、羽绒服穿着,还总感冒,像林妹妹一样,弱不禁风的感觉,这就是体内精气亏虚,不能很好地发挥温煦、保卫机体的功能。精气不仅决定体质特性,对于疾病的预后也非常重要。中医常说"正气存内,邪不可干",疾病的发生和转归就是正气和邪气两种力量的对比,如果人体精气充足,正能抗邪,即使有病,也容易痊愈。曾有一多年胃溃疡患者,中药西药全吃过了,仍病情反复发作,后来一老中医经过辨证后,认为他正气亏虚,不可单纯攻邪,故让他每日坚持吃 5g 人参,后来竟然发现溃疡面缩小了,症状也减轻了好多,这就是精气的作用。

中医的藏象有别于西医的器官

中医认为"脾主运化水谷",为"后天之本",对人体是至关重要的,而生活中我们又经常听到有的患者实施了脾切除手术,人们不禁要问:"没有了脾脏人还能活么?"

其实中医的藏象和西医解剖学上的脏器是有区别的,中医把人体系统视作生命本质与生命外在现象的统一体,人体反映于外的征象是由人体脏腑的生理活动及病理变化所决定的;同时,人体生命与大自然外在现象也是相应的，所谓"天人合一"，因此，人体外在的"象"、自然的"象"可以作为思考、判断人体健康和诊断、治疗疾病的依据。

中医学把人体的内脏根据生理功能特点的不同，分为脏、腑、奇恒之腑三类，有时奇恒之腑归入腑，所以传统上叫脏腑。五脏包括心、肝、脾、肺、肾，心包在经络学说中亦作为脏，合之共有六脏。六腑包括胃、胆、大肠、小肠、三焦、膀胱，奇恒之腑包括脑、髓、骨、脉、胆、女子胞。胆既为六腑之一，又属奇恒之腑。

中医藏象学说的形成一方面来源于古代解剖知识，更重要的是长期对人体生理、病理现象的观察以及长期反复的临床验证。中医的脏腑名称虽然和西医解剖上一样，但是内涵却是不同的。藏象学说中的一个脏腑的生理功能，可能包含着现代解剖学中几个脏器的功能；而现代解剖学中的一个脏器的生理功能可能分散在藏象学说的几个脏腑的功能之中。如中医的肾，主管着人体的水液代谢、生长发育、生殖机能，还与呼吸有关，而西医学中的肾只是一个泌尿器官。再如西医的心脏主要为一个血液循环的动力器官，而中医的心其意义很广，"心为五藏六府之大主"、"心主血脉"、"心主神明"、"心开窍于舌"等。如中医认为"心开窍于舌"，舌与五脏皆有关联而与心关系尤为密切。正常人舌体灵活，舌色鲜活，五味能辨，说明其心之气血充足，则心神健旺。心血不足则舌色淡白；心火上炎则舌尖红赤或舌体糜烂；心血瘀阻则舌质紫黯，或出现瘀点、瘀斑。舌的病变通过治心可获良效。

《内经临证发微》中记载一蒋姓女患者，患神经症 10 年余，经常头昏头痛，胸闷不舒。有段时间忽然感到舌头瘙痒难忍，常以牙刷刷之，亦无济于事。皮肤无瘙痒感。曾服中西药物，未见明显效果，慕名求助于上海市名中医王庆其教授，经察其舌体有散在性瘀斑，苔薄白，脉象弦细，无其他异常征象。认为乃心脉瘀阻之患，治拟理气活血化瘀通络，用血府逐瘀汤加减。5 剂后，舌瘙痒已见明显好转，舌瘀斑亦渐消退。《黄帝内经》言："诸痛痒疮皆属心"，又"舌为心之苗"。可见舌面瘙痒一症从心着手治疗切合中医理论。

中医五脏的主要功能是藏精气

脏，古作"藏"，有贮藏之义。五脏主藏精气，而精气又要保持运行流畅，才能灌注营养全身组织器官。这就好比是水库一样，要储存一定量的水才能发挥功能，但又必须适时开闸泄水，防止蓄水过度，影响水库的安全，这样才能维持水液的流通，否则就是一潭死水。故五脏功能特点可以概括为"满而不能实"。在临床表现上五脏病证多为虚证，应治以补法，但不可纯补、峻补、壅补，应该补中寓通，静中有动，如补脾之时配以和胃消导之品，养心宜佐以和血活血之品，补肺应伍以宣肃之品等。

比如六味地黄丸人们都非常熟悉，只要自认为是"肾虚"的，都会首先想到去买。确实这个方子自古以来就是滋补肾阴的名方，西医学研究也证明六味地黄丸还具有增强免疫、抗衰老、抗疲劳、抗低温、耐缺氧、降血脂、降血压、降血糖、改善肾功能、促进新陈代谢及较强的强壮作用。殊不知这么好的补方，其实并不是完全由大量的补药组成的，而是"三补三泻"：重用熟地滋阴补肾，填精益髓，为君药；山茱萸补养肝肾，并能涩精；山药补益脾阴，亦能固肾，三药配合，肾肝脾三阴并补，是为"三补"，但熟地黄用量是山茱萸和山药之和，故仍以补肾为主。泽泻利湿而泄肾浊，茯苓淡渗脾湿，丹皮清泄虚热，三药称为"三泻"，均为佐药。六味合用，三补三泻，以补为主，被誉为"补阴方药之祖"。体现出中医五脏不可纯补、要补中有泻的观点。

中医藏象学说认为人体以五脏为中心，与六腑相配合，以精气血津液为物质基础，通过经络系统的联系沟通，将五体（筋、脉、肉、皮、骨），五官（目、舌、口、鼻、耳），五华（爪、面、唇、毛、发），九窍（眼、鼻、耳、二阴、口）都联系起来，形成一个统一的整体。下面以肾为例说明。

人们生活中都知道肾对于人体是非常重要的，体检的时候都要查肾功能，一有指标异常就会很担心，那么这些指标说明什么呢？中医的肾不同于西医学的肾脏，中医的肾又有什么功能呢？中医认为肾为"先天之本"，主要生理功能是藏精（主管生长、发育与生殖），主管一身阴阳、调节水液代谢和纳气，并与膀胱、骨、头发、二阴、唾液、恐惧的感觉相联系。

肾对于精气的闭藏，主要是为精气在体内充分发挥其应有效应创造良好条件，不使精气无故流失，从而影响机体的生长、发育和生殖能力。一旦肾的封藏、固摄功能失常，则可出现相应的病理变化，如遗精、小便清长、遗尿、尿失禁、汗出过度、大便滑脱不禁，女子还可见带下、滑胎等。人的整个生长、发育过程，均和肾中精气的盛衰存在着极为密切的内在联系。牙齿、头发、骨的生长状态是反映肾精的外部表现，如果肾的精气虚衰，必然会给人体带来相应的病理变化，小儿表现发育不良，身材矮小，五迟，五软，头发稀疏；成人则表现未老先衰，须发早白，弯腰驼背，腰膝酸软，耳鸣健忘等。生活中有时看到 40 岁左右的人，显得很苍老，就是由于肾虚早衰的缘故。所以肾藏精主生长发育的理论，对养生保健具有重要意义，保养肾中精气，是中医防止早衰、延年益寿的核心内容。目前所研制的抗衰老药物，亦以补肾药物为主。

还有对于一些不孕不育的患者，人们常说是不是要补肾？于是买些鹿茸、冬虫夏草、海马、紫河车、枸杞子等来吃。确实，中医学认为，生殖与肾的关系极为密切。肾的精气是构成胚胎发育的原始物质，又是促进生殖机能成熟的物质基础。人从幼年开始，肾的精气就逐渐充盛，到了青春期，肾的精气进一步充盛，生殖器官已发育成熟，男子出现排精，女子月事以时下，从而具备了生殖能力并维持到一定的年龄。从中年进入老年，肾中精气逐渐衰竭，生殖能力即逐渐地丧失。因此中医治疗生殖障碍疾病时也往往从补肾入手，但是就像我们之前说的那样。补肾也要分阴阳，如畏寒，腰膝酸冷，性欲减退，小便清长，夜尿多，舌淡苔白，脉沉细无力的，中医考虑属于肾阳虚，要温补肾阳；如果五心烦热，潮热，盗汗，腰膝酸软，口燥咽干，小便短黄，舌红少津、少苔或者无苔，脉细数的属于肾阴虚，要滋阴清热。

此外，在生活中我们也经常看到有些人四肢浮肿，按之凹陷，再或者腹中有水等诸如此类表现都是由于体内的水液没有正常地分布或者排泄造成的。人体的水液代谢包括两个方面：一是将水谷精微中具有濡养滋润脏腑组织作用的津液输布周身；二是将各脏腑组织代谢利用后的浊液排出体外。这两方面，均依赖肾的气化作用才能完成。

而西医学认为，肾脏是人体最主要的排泄器官，其功能对于调节和维持人体内环境中体液的量与成分的相对稳定具有重要意义。通过排尿作用，不仅可以排泄体内大部分代谢终末产物，而且可以排出体内多余的水分和电解质，从而控制体液总量、渗透压、血浆成分及酸碱平衡，进而维持内环境的相对稳定。因此，临床上对于多种由于水液代谢失常所致的水肿、小便不利，或遗尿、尿失禁等症，多从温肾利水或益肾固摄法治疗，每获良效。而对由于其他脏腑疾病气化失常导致水液代谢失常，日久难愈者，亦可从肾论治。如脾虚不运，水湿内停，而致水肿便溏者，可用温肾补脾、益火补土之法治之；再如咳嗽日久，肺阳亏虚，痰涎壅盛者，可于温肺化饮药中，酌加温肾益气之品，常获良效。

中医六腑的主要功能是传化水谷

六腑当中人们最熟悉的可能要数胃、肠了，一日三餐都要通过这条通道消化吸收营养物质、排除糟粕，就像人体食物的一条通道一样，不能发生堵塞，所以中医有"六腑以通为用"的说法，有传导水谷糟粕的作用，必须要保持畅通，因而在临床上六腑以满而不通为其主要病理特征，如食积、便秘、癃闭、黄疸、水肿等实证病变，故以通降去实为其治疗大法，如攻下通便、疏利膀胱、清泻三焦等，所以后世又有六腑"以降为顺"的说法。

而胃肠的毛病又常常和情绪有密切的关系，人们常说"胃肠是情绪变化的晴雨表"。日常生活中人们常有这样的经历：当情绪低落时往往茶饭不思，而心情愉快时则食欲倍增。这就说明情绪对胃肠功能有重要影响。中医学认为各种情志因素均导致肝疏泄失常，产生气机郁结或逆乱，从而影响中焦气机。因此情志因素是胃肠疾病发生的一个常见病因，在治疗这些疾病时，一定要注意疏肝理气并在日常生活中保持心情舒畅。古人云"十人九胃病",说明自古以来胃病就是常见病,再加上当今社会生活压力增加,生活没有规律,导致消化系统疾病剧增,表现为泛酸、胀气、呕吐、腹泻等。研究表明,胃肠疾病除与饮食不节、遗传素质相关外,更与焦虑、惊恐等不良情绪刺激密切相关,过分强烈或持久的不良情绪,可引起各种功能性胃肠病,而情绪所导致的功能性胃肠疾病,迁延不愈,最终可有器质性疾病的发生,尤其情绪低落、抑郁的人,癌症的发生率明显增高。如情绪紧张引起的胃及十二指肠溃疡是相当常见的。再如肠易激综合征现在已经发展成为一个全球性的问题,表现为在受到应激源刺激时发生腹痛、腹胀、便秘或腹泻的胃肠功能紊乱症状,对工作和生活造成一定的困扰。所以由"情绪"引起的"胃肠病",除了要注意饮食规律、药物治疗外,还要进行心理治疗,精神紧张、抑郁、焦虑者,可服用相关精神科药物。

胆,既是六腑之一,又属于奇恒之腑,在生活中一般不会引起人们的注意,只有在右胁胀痛或者体检发现有胆囊结石或者息肉时才引起注意,而且有些人怕病情反复,又认为反正胆也没有太大的作用,于是经常会采取手术摘除胆囊的治疗方法,这样貌似"根除"疾病了,但是往往会有腹胀、腹泻的后遗症。那么胆到底有什么作用呢?

胆储藏胆汁,胆汁的分泌和排泄,亦要保持通畅,有助于饮食物的消化,故属于六腑之一。但是又由于胆本身贮藏的是胆汁,具有类似脏的贮藏精气的作用,并不是传化饮食物的通道,与饮食水谷不直接接触,与胃、肠、膀胱等腑有区别,故又将胆归属于奇恒之腑。胆汁有助于食物的消化,如果排泄异常,就会表现为胁下胀满疼痛,厌食油腻,腹胀泄泻等;如果有结石,阻闭气机,就会产生右胁胀痛,或者剧烈绞痛,或痛引肩背。中医学还认为,胆的生理功能,与人体情志活动密切相关,主要表现为对事物的决断及勇怯方面。若胆的功能失常,则会出现情志方面的变化。如见口苦、烦躁易怒、胁痛等,则为胆火过盛,治宜清泄肝胆;若见口苦、呕逆、心烦不寐、惊悸不宁等症,中医往往诊为胆虚痰扰,从胆论治,往往可获良效。在民间,说害怕的人"胆小",就是从这而来。

生命中的营养物质——气血津液

生活中我们经常看到有的人一口气跑上五楼都不累,而有的人刚爬两楼就气喘吁吁;有的人面色红润,白里透红,而有的同龄人则面色苍白或萎黄;有的人肌肤滑润,好像都能捏出水来,而有的人肌肤干瘪粗糙,像秋天的树叶一样,这就是由于他们体内气、血、津液的不同所导致的。那么,什么是气、血、津液呢?有什么样的作用?三者有什么联系?

人不可一日无“气”

气,是构成人体和维持人体生命活动的最基本物质,是生命活动的最重要物质基础。它有两个来源:一是先天精气、水谷精气、自然清气供应充足;二是肺、脾胃、肾功能正常,可以通俗理解为吃得好、吸收好,气才能充足。所以气虚之人或者是没有好好进食以补充精气,或者是吃得很好,但是脏腑功能不好,消化吸收不良。

气具有温煦、防御、固摄、营养的作用,维持着人体正常的生理功能。比如防御功能减弱时,抗病邪的能力就下降,不但易发病,还难以痊愈,有些人营卫气虚,一年四季经常感冒,缠绵难愈,就是这个道理;有些人病后,或劳累过度,耗伤元气,可导致气短声低,精神疲惫,体倦乏力,脉虚的表现,就可认为是气虚证,需要补气进行治疗;如果固摄作用减弱,可以导致不能固摄津液、血液、大小便、精液、胎元等,发生大出血、自汗、多尿、小便失禁、滑精、流涎等。家里有老年人的都知道,年纪大了,经常大小便都来不及去厕所,自己和家人都很痛苦,甚至有的经常带成人纸尿裤,就是由于年老体衰,肾气亏虚,不能固摄二便导致的。

血液富含营养

血,大家太熟悉了,看得见,摸得着,是运行于脉中、循环流注全身的富有营养和滋润作用的红色液体,也是构成和维持人体生命活动的基本物质之一。脾胃运化功能强健与否,饮食水谷营养的充足与否,直接影响着血液的化生。如果血液亏虚,脉络空虚,形体组织缺乏荣养,则可见颜面、眼睑、口唇、舌质、指甲颜色苍白,头晕、两目干涩、神疲、健忘,妇女可见月经量少、色淡，脉细无力等。

另一方面，血液在脉管中的流动要畅通，如果血行不畅则可产生血瘀证。产生血瘀证的原因很多，比如外伤，摔了一跤，或者和别人打架，皮下瘀斑是肉眼可见的，这是血管破裂，血液未及时消散，淤积于局部所导致的。还有一种就是由于脉管中有形的实邪阻滞血流所引起的，这不是我们肉眼能看到的。比如现代由于人们生活水平提高了，高脂血症患者非常多，血液中的油脂不能被代谢掉，就慢慢堆积起来，最终形成斑块，然后到一定程度或形成血栓，或堵塞血管，而产生非常严重的疾病。如心肌梗死多数是冠状动脉粥样硬化斑块或在此基础上血栓形成，造成血管管腔堵塞，血液中断，使相应的心肌出现严重而持久的急性缺血，最终导致心肌的缺血性坏死。

津液是滋润营养之物

津液是机体一切正常水液的总称，如胃液、肠液、眼泪、唾液等等，其广泛存在于体内。津液也是维持人体生命活动的重要物质。津液具有滋润营养的作用，输布于肌表则滋养肌肤毛发；流注于孔窍则保护眼睛、口鼻，所以生活中经常口燥咽干的人，可以食用石斛、芦根、麦冬、话梅等生津之品。津液在体内应正常地输布排泄，否则就会产生水液停聚而成痰饮、水肿病。

相信每个人都了解痰，痰是体内水液停聚凝结而成的一种稠浊而黏的病理产物。在外感、饮食不当或者情志刺激等因素的影响下，导致肺、脾、肾的气化功能失常，水液未能正常输布而停聚所致。根据痰的性状不同还可分为寒痰、湿痰、燥痰、脓痰等等。有的人说自己吐的好像是清稀的，像白水一样的，那就是饮证。饮是体内水液停聚而成的一种较痰清稀、较水略浑浊的病理产物，主要停留在胃肠、胸胁、心包、肺等管腔部位，可以表现为胸闷、胃脘痞胀、咳吐清稀痰涎、泛吐、舌苔白滑等。还有的人头面、肢体或者全身水肿，像皮下注射了很多水一样，这也是津液异常的停聚，叫水肿病。总之，痰饮、水肿都是津液异常停聚所导致的疾病，可以采取温化水饮、利水消肿的治疗方法。

总之,中医对人体生命具有独特的认识,它在总结大量临床实践的基础上,运用阴阳五行的哲学思维,从人的生命与大自然、人体生命的内与外为一个整体的观念出发,认为人是由五脏六腑通过经络联络体表、官窍、四肢继而与外在自然相通的整体,气血津液是维持生命活动的主要动力和物质基础。要想了解中医是如何看病和养生的,首先就要了解中医是如何认识人体生命现象的。

中医对疾病的认识

一、对病因的认识

病因,是指引起疾病的原因。与西医学把病因归结为病毒、细菌等不同,中医学对病因的认识十分朴素,通常把病因分成三大类。

由外而感的病因

该类病因来源于自然界,多从肌表、口鼻侵入人体而导致疾病的发生,主要包括六淫和疠气。

六淫,是指自然界中六种不正常的、可以导致疾病的气候。所谓不正常的气候,或指天气变化过于急骤、暴冷暴热,或指不该热而太热、不该冷而太冷。有时气候变化基本正常,但人因年老体弱、适应能力低下而生病,此时对该患者而言,正常的气候变化也称之为六淫。就具体而言,六淫主要包括风邪、寒邪、暑邪、湿邪、燥邪和火热之邪。春季多风,易受风邪侵袭;夏日炎炎,易致暑邪为患;秋天干燥,易生燥邪;冬日严寒,易感寒邪。比如感冒,在中医病因认识上有感受风寒之邪、风热之邪及暑湿之邪的不同。

疠气,是一类具有强烈传染性的外邪。在中医文献中,又被称为疫气、疫毒、戾气、瘟疫之气等。疠气所致疾病类似于今日之烈性传染病,以及山岚瘴气、毒气等,常发病急骤,病情危重,传染性强,流行广泛,古人谓"家家有僵尸之痛,室室有号泣之哀"。流感、SARS、天花、鼠疫、霍乱、麻疹、猩红热等均属此类。

自内而生的病因

指因人的情绪或行为不循常度,直接伤及脏腑而发病的致病因素。其所致疾病十分类似今日通常所说的生活方式病。中医内伤病因主要包括内伤七情、饮食失宜和劳逸失度等。

七情是指人正常的情绪变化,如喜、怒、忧、思、悲、恐、惊等。正常情况下,七情是人对外界刺激所做出的正常反映,一般不会使人生病。只有突然强烈或长期持久的情绪刺激,超出人体的生理调节范围,引起脏腑气血功能紊乱,才会导致疾病的发生,即称之为内伤七情。中医学认为内伤七情可直接伤及内脏,如过喜伤心、大怒伤肝、悲伤忧愁伤肺、思虑过度伤脾、恐惧过度伤肾。《儒林外史》之范进中举即为大喜伤心的典型,《红楼梦》中的林黛玉可谓悲忧伤肺的代表。此外,内伤七情还可导致脏腑气机异常,如怒则气上、喜则气缓、悲则气消、恐则气下、惊则气乱、思则气结等。从"怒发冲冠"一词,人们不难体会出气机上逆之严重程度。

正如水能载舟、亦能覆舟一样,饮食是维持人体正常生命活动的基本条件,但饮食失宜又常导致疾病的发生。摄食不足、化源缺乏易致气血不足;暴饮暴食、饮食阻滞易伤脾胃之气。饮食偏嗜、过度饮酒,也常病从口入。在已经解决了温饱问题的今天,因饮食不节、过食肥甘而导致的"三高"类疾病可谓比比皆是。

正常的劳作有助于气血流通、增强体质,必要的休息可消除疲劳、恢复体力。但长时间的过度劳累或过度安逸,均能成为致病因素而致人生病,具体可表现为劳力、劳神和房劳所伤以及过度安逸为病。劳力所伤即指繁重、持续的体力劳作,多见于工人、农民等体力劳动者,主要耗伤人体之气,即所谓劳者耗气。劳神所伤指思虑太过、用脑过度所致损伤,多见于知识分子、城市白领等。劳神过度,易暗耗心血、损伤脾气。房劳所伤主要指性生活不节，房事过度。房事不节常可损伤肾中精气。过度安逸，整天无所事事，自感无聊至极，也常常引起疾病的发生。过度安逸容易导致气血运行不畅和全身虚弱等，故中医有"久卧伤气"之说，《吕氏春秋》亦有"流水不腐、户枢不蠹"之警示。

某些特殊的病因

除了外感、内伤以外，在疾病过程中形成的病理产物也能引发疾病，故称为病理产物形成的病因，或继发性病因，主要有痰饮和瘀血两类。

机体内正常的水液即为津液，但中医理论认为水液只有处于正常的生成、输布、排泄状态，才是利于健康的。如果在外感或内伤病因的作用下，导致水液输布障碍、停留体内即称之为痰饮。痰饮为病，范围广泛，变化多端，阻滞气机，阻碍气血。如痰气交阻于咽喉，可致咽中梗阻；痰停于肺，可致胸闷咳喘；痰留于胃，可见恶心呕吐；痰阻经络，易致肢体麻木等，故中医有"百病皆为痰作祟"、"怪病皆痰"之说。此外，痰饮还常可扰乱心神，中医学把一些神志失常的疾患如癫狂、痴呆等解释为痰火扰心或痰迷心窍等。

血液只有正常运行才能发挥营养作用，如果体内血液运行迟缓、停滞凝聚或离经之血积存体内，即称之为瘀血。通常人们把瘀血的起因归纳为两类：一是内在功能失调，如气虚、气滞、血寒、血热等因素导致血行不畅。二是各种内外伤致脉管受损或出血，血离脉道淤滞体内。瘀血常会引发许多病症，如局部刺痛、体内外之肿块，面色黧黑、口唇青紫，偶尔还可见到出血。此外，凡发病前有外伤、出血、分娩史者，或病程已久、屡治无效者，均可考虑瘀血的存在。心脑血管疾病、肿瘤等常为瘀血所致。

二、对病机的认识

在相同的生活环境里，比如一股较强冷空气的来袭，为什么有的人会生病感冒，而有的人不会？生了病以后，有的会日渐痊愈，有的甚至会危及生命？老百姓通常会说不生病的人抵抗力强，西医学会说免疫力好，那么中医学是如何认识的呢？

疾病的发生

中医学在解释疾病为什么会发生的时候，引入了两个概念：邪和正。邪，即邪气，泛指各种致病因素，包括由外而感以及自内而生的病因。正，指正气，是人体的功能活动及其产生的抗病驱邪、康复自愈的能力。中医学十分强调正气在发病中的主导地位，认为正气不足是疾病发生的内在因素，如"正气存内，邪不可干"、"邪之所凑，其气必虚"等。邪气和正气斗争的胜负决定着疾病的发生与否，如正能胜邪则不发，邪气胜正则发病。

疾病的发展变化

中医理论认为，无论疾病多么复杂，其进一步的发展变化主要取决于以下三方面的因素：邪正盛衰、阴阳失调和气血失常。

在疾病的发展变化过程中，正气和邪气这两种力量不是固定不变的。邪正双方力量对比的盛衰，决定着患病机体表现为或虚、或实两种不同的病理状态。实，又称实证，是指邪气亢盛、以邪气盛为矛盾主要方面的病理反应。主要表现为致病邪气比较亢盛，而机体的正气尚未虚弱，正邪相搏、斗争激烈，出现一系列病理反应比较剧烈的证候表现。如高热喘促、痰涎壅盛、精神亢奋、疼痛拒按、二便不通等。虚，又称虚证，指正气不足，是以正气虚损为矛盾主要方面的一种病理反应，主要表现为机体的气血阴阳不足、心肝脾肺肾等脏腑功能低下，抗病能力减退，因而机体对于病邪的斗争，难以出现较剧烈的病理反应，出现一系列虚弱、不足的证候表现，如身体瘦弱、神疲乏力、自汗盗汗、脘腹隐痛，小便清长、大便溏泻等。比如感冒过程中的高热、汗出多属实证，肺结核患者的低热、盗汗多为虚证。

人体内阴阳之间的消长平衡是维持正常生命活动的基本条件，而阴阳失调则是一切疾病发生的基本原理之一。阴阳失调的基本形式为阴阳偏盛或偏衰。阴阳偏盛，指机体中属于阴或阳的任何一方高于正常水平的病理状态。阳盛则热，如温热之邪侵犯人体，可出现高热、烦躁、面赤、脉数等热证；阳盛则阴病，如外感温热病之进一步发展，必然会出现口干唇燥、舌红少津等症。阴盛则寒，如寒邪直中，可出现面白形寒、脘腹冷痛、泄下清稀、舌淡苔白等寒证；阴盛则阳病，如寒邪直中进一步发展，可出现肢冷、蜷缩、脉细等症。阴阳偏衰即阴虚、阳虚，是属于阴或阳任何一方低于正常水平的病理状态。阳虚则寒，如人体阳气虚弱，可出现面色苍白、畏寒肢冷、神疲蜷卧等虚寒证；阴虚则热，如久病伤阴，可出现潮热盗汗、五心烦热、口干舌燥等虚热证。

由于气血是构成人体、维持人体生命活动的基本物质，故气血的失常，必然会影响到机体的各种生理功能，从而导致疾病的发生，故有"血气不和，百病乃变化而生"。气的失常主要包括两方面，一是气的产生不足或耗损过多，从而形成气虚的病理状态。二是气的运行失常，从而表现出气滞、气逆、气陷、气闭或气脱等气机失调等病理状态。血的失常，也表现在两大方面：一为血的产生不足或耗伤太过，濡养功能减退，从而形成血虚的病理状态；二是血的运行失常，出现血瘀、出血等病理状态。

三、对疾病的诊察

"肾亏"或"肾虚"在当下的中国，可谓是个人尽皆知的病理术语，临床上经常有中年男性患者咨询"肾亏"的事宜，并要求做肾脏 B 超检查是否肾亏。姑且不论中医的肾是否等同西医的肾脏，那么中医学是如何做出肾亏或肾虚的诊断呢？

中医四诊合参

中医学认为，人是一个有机的整体，人体机能发生某些异常改变时，必有某些异常征象表现于外。局部的变化可以影响全身，内脏的病变可以反映到体表，此即"有诸内，必形诸外"。因此，在中医临床上，常通过望、闻、问、切四诊,诊察疾病显现在外的各种现象,通过分析综合,辨清疾病的原因、性质、部位和邪正关系,概括、判断为某种性质的证,为临床治疗提供依据。

望、闻、问、切是中医认识疾病的四种不同方法,各具特色,临床必须把四者有机地结合起来,亦即四诊合参,才能全面系统地了解病情,准确恰当地诊断疾病。任何只强调某一种诊法的重要性,而忽视其他诊法的做法,都是不可取的。

中医望闻问切的方法

1. 望诊　是医生借助视觉对患者全身情况、局部表现及分泌物、排泄物,特别是舌象等变化来测知身体状况、诊察疾病的方法。望诊多需结合病情,有步骤、有重点地仔细观察。望诊重在望面色和望舌。

正常的面色为红黄隐隐、明润含蓄,面色异常常提示不同的病变,如满面通红多属外感发热;两颧潮红多为阴虚内热;面见黄色多提示脾虚或湿证;面见白色、淡而无华多提示血虚等。

望舌主要分望舌质和望舌苔两部分。正常的舌象为淡红舌薄白苔,如寒证之人多见舌淡苔白,热证之人多见舌红苔黄。虚证者多见舌少苔或无苔,实证者多苔厚腻。

此外对患者的分泌物、排泄物的观察,常有助于中医的临床诊断。排出物色泽清白、质地清稀者,多为寒证、虚证;色泽黄赤、质地黏稠、形态秽浊不洁者,多属热证、实证。如色泽发黑、挟有块物者,多为瘀血证。

2. 闻诊　是通过听声音和嗅气味来诊察疾病的方法。

听声音包括患者的语言、呼吸、咳嗽、呕吐、呃逆等。一般而言,实证和热证常有声音重浊而粗、高亢洪亮、烦躁多言;虚证和寒证可见声音轻细低弱、静默懒言等。如咳嗽声音重浊,兼见痰白清稀、鼻塞不通,多是外感风寒;无力作咳,咳声低微,咳出白沫,兼有气促者,多属肺虚。喘证多为呼吸困难,短促急迫,甚者鼻翼煽动,张口抬肩,难以平卧等;哮证则为呼吸急促,喉中痰鸣等。

嗅气味,包括身体、口腔、呼吸和各种分泌物、排泄物的气味。一般气味臭秽或腥臭者多为实证、热证;气味清淡者,多为虚证、寒证。

3. 问诊　是医生通过对患者或陪诊者进行有目的的询问,了解疾病的发生、发展以及治疗经过等情况,以诊察疾病的方法。

前人对问诊极为重视,曾写有"十问歌":一问寒热二问汗,三问头身四问便,五问饮食六胸腹,七聋八渴俱当辨,九问旧病十问因,再兼服药参机变,妇女尤必问经期,迟速闭崩皆可见,再添片语告儿科,天花麻疹全占验。内容言简意赅,可供参考。

以寒热为例,恶寒发热同时出现,多为外感表证。但寒不热,多为里寒证。但热不寒,多为里热证。寒热往来多见于少阳病和疟疾。

再如汗出异常,日间汗出、动则益甚为自汗,多属气虚;睡则汗出、醒则自止为盗汗,多为阴虚;大汗淋漓、面赤口渴为大汗,多属实热;战栗抖动、继而汗出为战汗,提示邪正相争。

4. 切诊　是医生用手在患者体表的一定部位进行触摸按压,以了解病情的一种诊察方法。切诊一般指切脉。

正常人的脉象称为平脉,脉象多从容和缓,节律一致,柔和有力,指下分明,一息(一呼一吸)五至。

历代医家对脉象的命名和分类不尽一致,但归纳来看,主要有以下几种:按脉位深浅分,轻按即得、重按稍减者,为浮脉,多主表证;轻取不应、重按始得者,为沉脉,多主里证。按脉的速率分,脉来迟缓,一息不足四至者,为迟脉,多主寒证;脉来急促,一息六至以上者,为数脉,多主热证。按脉的流利度分,往来流利,如珠走盘者,为滑脉,主食滞、痰饮、实热;往来不畅,如轻刀刮竹者,为涩脉,主精亏血虚、气滞血瘀;端直而长,如按琴弦者,为弦脉,主肝胆病、痛证、痰饮。按脉的充盈度来分,脉大而有力,如波涛汹涌,来盛去衰者,为洪脉,主热盛;细小如线,应指明显者为细脉,主虚证和湿证。按有力无力分,寸关尺三部脉皆无力,重按空虚者,为虚脉,主虚证。寸关尺三部脉皆有力者,为实脉,主实证。

四、对疾病的辨证分类

尽管疾病种类繁多,辨证方法不一,临床证型复杂,但常从以下几个角度来辨识疾病。

辨表里

一般而论,外感病属表,病较清浅;内伤病属里,病较深重。

表证的主证常见发热恶寒,头痛,舌淡苔白,脉浮等症,兼见四肢关节及全身肌肉酸痛、鼻塞咳嗽等。

里证的特点是无恶寒发热并见,以脏腑症状为主要表现,起病可急可缓,一般病情较重,病程较长。

辨寒热

寒证的主证为畏寒、形寒肢冷,口淡不渴,面色黄白,大便稀溏,小便清长,舌淡苔白,脉沉迟。

热证的主证为发热不恶寒,烦躁不安,口渴喜饮,面红目赤,大便燥结,小便短赤,舌红苔黄,脉数。

辨虚实

虚证可见面色苍白或萎黄,精神萎靡,神疲乏力,心悸气短,形寒肢冷或五心烦热,自汗盗汗,大便溏泄,小便频数或失禁,舌少苔或无苔,脉虚无力等。

实证可见高热,面红,烦躁,声高气促,腹部胀痛拒按,大便秘结,小便不利,舌苔厚腻,脉实有力等。

辨阴阳

阴证具有抑郁、静而不烦、功能衰退、清冷、晦暗等特点。里证、虚证、寒证均属阴证范围。

阳证具有亢奋、躁动、功能亢进、红赤、分泌物黏稠等特点。表证、热证、实证均属阳证范围。

五、防治疾病的理论与方法

中医学建立了以整体观和辨证论治为特点的临床诊疗体系的同时,在疾病的预防上也形成了独特的理论。

预防

中医学历来就十分重视预防,早在《黄帝内经》时代就确立了"治未病"的预防思想,强调"防患于未然"。所谓治未病主要包括未病先防和既病防变两个方面。

未病先防,就是在疾病发生之前,做好各种预防工作,以防止疾病的发生。具体可从两方面入手:一是提高正气,增强抗病能力。如注重精神调摄,加强体育锻炼,生活起居有常,药物预防等。二是防止病邪的侵害。如讲究卫生,防止环境、水源和食物的污染;"虚邪贼风,避之有时"、"饮食有节,起居有常,不妄做劳"等皆是避免六淫、疫疠、内伤病因的有效方法。

未病先防,是最理想的积极措施,若疾病已经发生,则应争取早期诊断、早期治疗,以防止疾病的发展与传变,此即既病防变。一是强调早期诊治,如《黄帝内经》指出:"故邪风之至,疾如风雨,故善治者治皮毛,其次治肌肤,其次治筋脉,其次治六府,其次治五藏。治五藏者,半死半生也。"二是根据疾病传变规律,先安未受邪之地。如根据五行学说肝病易乘脾,故中医有"见肝之病,知肝传脾,当先实脾"之说。

治疗

中医治病方法繁多,内容丰富,且各具特色。

1. 内服药物疗法　指通过口服药物,经由消化器官吸收,以达到扶正祛邪、调理气血阴阳,使机体康复的治法。内服药物的剂型有汤剂、丸剂、散剂、膏剂、丹剂、酒剂、片剂、糖浆、茶剂、冲剂等。中医临床各科广泛使用内服药物疗法,且以使用汤剂为主。如气虚证,常常使用四君子汤等治疗。

2. 针灸疗法 用针刺、艾灸的方法在人体经络及经外腧穴施以一定的手法,以通调营卫气血、调整脏腑经络而治疗相关疾病。针刺可分为体针、头针、面针、眼针、耳针、足针、温针、火针、三棱针、梅花针等多种针法;灸法可分为艾条灸、麦粒灸、瘢痕灸、隔姜灸、隔蒜灸、药饼灸等。如牙痛可针刺合谷穴;胎位不正可艾灸至阴穴。

3. 推拿疗法 通过在人体体表的一定部位施以各种手法,或配合某些特定的肢体活动,以防治疾病的方法。可应用于各科的治疗,对骨伤科疾患、小儿疾患及各种疼痛性疾病尤为适宜。

4. 饮食疗法 应用具有药理作用的食物,或用药物和食物一起烹制成食品,用以防治疾病的方法。可细分为药膳、药粥、药酒、药茶等。如当归生姜羊肉汤既是治疗虚寒腹痛的经方,也是寒冷季节的美味佳肴。

5. 外治疗法

(1) 敷贴疗法:将药物调成糊状,敷于体表的特定部位,以防治疾病的方法。如在夏季,采用穴位敷贴法防治小儿哮喘。

(2) 热熨疗法:将药物(如药袋、药饼、药膏及药酒)经加热后置于体表特定部位,促使腠理疏松、经脉调和、气血流畅,多用于寒湿、气血瘀滞、虚寒证候的治疗的一种外治疗法。如用麦麸或棉籽壳炒热装入布袋,熨烙腹部,用于治疗消化不良、急慢性腹痛等。

(3) 放血疗法:用针具或刀具刺破或割破人体特定的穴位或一定的部位,放出少量血液。如小儿高热可十宣穴放血;急性腰扭伤可委中穴放血。

(4) 刮痧疗法:用边缘光滑的嫩竹板、瓷器片、小汤匙、铜钱、硬币、纽扣等工具,蘸油或清水在体表部位进行反复刮动,用以治疗疾病的一种方法。现用于中暑、感冒、喉痛、腹痛、呕泻、头昏脑涨等病症。

(5) 灌肠疗法:把药液或掺入散剂灌肠,以泻毒、化瘀、理气等。如以生大黄、牡蛎、蒲公英灌肠治疗慢性肾功能衰竭等。

(6) 整复疗法:通过手法或以手法为主,并借助器械,使移位的筋骨恢复其原来的位置，以治疗筋骨损伤的一种方法。适用于骨折、脱位和伤筋。

（7）夹板固定疗法：用扎带或绷带把木板、竹板或塑料制成的夹板固定在骨折已经复位的肢体上，以促进骨折愈合的一种方法。适用于各类骨折。

（8）敷脐疗法：将药物敷置于脐眼或脐部的一种外治法。如川椒末敷脐治疗小儿腹痛等。

（9）含漱疗法：将清热解毒、消肿止痛之类的药液含漱于口中，以清洁患部，治疗口腔、咽喉部疾病的一种方法。如细辛、川椒、升麻水煎剂含漱可治疗牙痛。

（10）结扎疗法：用线结扎或缠扎，使病变部位经络阻塞，气血不畅，渐至脱落坏死，再经创面组织的修复，而达到治疗目的的一种方法。适用于痔核、息肉、赘瘤、赘疣、毒蛇咬伤、脱疽等。

"横看成岭侧成峰，远近高低各不同"，临床上，中医师常根据病情的需要，或单独使用某一疗法，或综合应用数种疗法，以达到祛病愈疾的目的。

中医治未病理论

目前,环境恶化和老龄化的发展导致疾病谱发生重大变化,各种慢性病的发病率不断上升,西医学却缺乏有效的治疗手段。

如果提前预防各种疾病的发生,即使是很小的改善,也可以节约大量直接的医疗费用。事实迫使人们重新回到"预防为主"的医学模式上来,这与中医"治未病"的理念不谋而合。

一、古代医学的功能

古代医学分为上中下三个层次:

"上医"为维护健康的养生医学。

"中医"为早期干预的预防医学。

"下医"为针对疾病的治疗医学。

在古代"疾"与"病"含义不同:"疾"指不易觉察的小病(疾),如果不采取有效的措施,就会发展到可见的程度,便称为"病"。这种患疾的状态,中医学中称"未病"。

二、"未病"的范围

（1）指机体处于尚未发生疾病时段的状态。

（2）指疾病在动态变化中可能出现的趋向和未来时段可能表现出的状态。

（3）指疾病微而未显（隐而未现）、显而未成（有轻微表现）、成而未发（有明显表现）、发而未传（有典型表现）、传而未变（有恶化表现）、变而未果（表现出愈或坏、生或死的紧急关头）的全过程。

三、"治未病"的起源

萌芽

《商书》："唯事事，乃其有备，有备无患。"

《管子》："唯有道者，能备患于未形也，故祸不萌。"

《淮南子》："良医者，常治无病之病，故无病。圣人者，常治无患之患，故无患。"

形成

1. 未病先防　"圣人不治已病治未病，不治已乱治未乱……夫病已成而后药之，乱已成而后治之，譬犹渴而穿井，斗而铸锥，不亦晚乎"（《黄帝内经》）。疾病未发生的时候就要积极预防。

2. 治病萌芽　"肝热病者，左颊先赤；心热病者，颜先赤；脾热病者，鼻先赤；肺热病者，右颊先赤；肾热病者，颐先赤。病虽未发，见赤色者刺之，名曰治未病"（《黄帝内经》）。疾病初发，苗头初露，就要及时采取措施，积极治疗。

3. 既病防变　"《经》言上工治未病，中工治已病者，何谓也？然所谓治未病者，见肝之病，则知肝当传之与脾，故先实其脾气，无令得受肝之邪，故曰治未病焉。中工者见肝之病,不晓相传,但一心治肝,故曰治已病也"(《难经》)。疾病发生以后,应早期诊断、早期治疗,以防止疾病的发展和传变。

发展

1. 东汉·张仲景　实现"既病防变"思想的具体应用。创"四季脾旺不受邪,即勿补之"。

2. 三国·华佗　运动健身之法。五禽戏"人体欲得劳动,但不当使极尔。动摇则谷气得消,血脉流通,病不得声,譬犹户枢不朽是也"。

3. 晋·范汪　《范东阳杂病方》,灸法防霍乱。

4. 隋·巢元方　《诸病源候论》,寒冷地区用灸法预防小儿惊风。"河洛间土地多寒,儿喜病痉,其俗生儿三日,喜逆灸以防之,又灸颊以防噤"。

四、"治未病"的原则

整体观念

1. 形神合一　人体是一个以心为主宰,五脏为中心,通过经络、精、气、血、津液、神的作用联系到脏腑、体、华、窍等形体组织的有机整体。人的精神活动与人的形体密不可分,相互依存。

2. 天人合一　"天食人以五气,地食人以五味"(《黄帝内经》)。"未病"状态的发生,与不良生活方式、行为习惯及社会环境息息相关。

辨证论治

"辨证"包括辨人之体质、气质,辨证之部位、属性,辨病症之异同。"论治"包括"同病异治"和"异病同治"两种情况。

防治结合

1. 未病先防　就是在疾病未发生之前,做好各种预防工作,以防止疾病的发生。

2. 既病防变　是指如果疾病已经发生,则应争取早期诊断、早期治疗,以防止疾病的发展与传变。

3. 病后防复　是指对疾病刚痊愈,正处于恢复期,但正气尚未复元,因调养不当,易使旧病复发或滋生他病者;或是对疾病的症状虽已消失,但因治疗不彻底,病根未除,潜伏于体内,受某种因素诱发,致使旧病复发者,应当采取适当的防治措施。

4. 体质调护　体质具有稳定性也有可变性。通过干预可以使偏颇体质得到改善和调整。

5. 综合疗法　针灸推拿,气功导引,心理疗法,食补食疗等。

五、"治未病"的方法

调养精神

治未病始终把心理调治作为防病健身、治病疗疾的第一步。

1. 安心养神　"恬淡虚无,真气从之,精神内守,病安从来"(《黄帝内经》)。

2. 四时调神　春季活泼,夏令畅达,秋天恬静,入冬则藏而不泄。

3. 动形怡神　通过散步、传统健身术、体育锻炼等,促进气血流畅,协调脏腑功能活动,安眠静神。

4. 以心治神　调节情绪,切勿独思苦想、愤怒不平。

5. 移情易性　"忍一时之气,免百日之忧"(《增广贤文》)。

移情:排遣情思,使思想焦点转移他处,或改变内心焦虑的指向性。

易性:改易心智,包括排除或改变其错误认识、不良情绪或生活习惯,或是使不良情绪适度宣泄,以恢复平和的心境。

合理饮食

(1) 食物多样,谷物为主。谷类及薯类:米、面、甘薯、马铃薯、山药等。动物性食物:肉、禽、蛋、奶。豆类及其制品:大豆、绿豆、红豆。蔬菜水果类:鲜豆、根茎、叶菜、果实。纯热能食物:植物油、酒类、食用糖。

（2）多吃蔬菜、水果和薯类。

（3）每日进食奶类、豆类制品。

（4）常吃适量的鱼、禽、蛋、瘦肉,少吃肥肉、荤油。

（5）食量与体力活动要平衡,保持适宜体重。

体质调理

中医体质分类可分为九种:平和质、气虚质、阳虚质、阴虚质、痰湿质、湿热质、血瘀质、气郁质、特禀质。一种为平和,八种属偏颇。

1. 平和质　健壮均匀,患病少,健康快乐。

总体特征:阴阳气血调和,以体态适中、面色红润、精力充沛等为主要特征。

形体特征:体形匀称健壮。

常见表现:面色、肤色润泽,头发稠密有光泽,目光有神,鼻色明润,嗅觉通利,唇色红润,不易疲劳,精力充沛,耐受寒热,睡眠良好,胃纳佳,二便正常,舌色淡红,苔薄白,脉和缓有力。

心理特征:性格随和开朗。

发病倾向:平素患病较少。

对外界环境适应能力:对自然环境和社会环境适应能力较强。

施养总原则:平衡阴阳,培补阴阳。

此种体质阴阳平衡,体质健壮,忌滋补。

饮食调养:不暴饮暴食,不偏食,保持膳食平衡,保持健康体魄。如酒精不过敏,平时可每日少量饮酒,以活动血脉,米酒、红酒、白酒均可。

起居调养:遵中医春生、夏长、秋收、冬藏及春夏养阳、秋冬养阴的理论,春夏季早睡早起多运动,秋冬季早睡晚起少运动。

运动调养:中青年可选择中小强度较长时间的全身运动,如慢跑、乒乓球、羽毛球、骑自行车、武术等适合自己的运动并长期坚持。年老者则选择中小强度适合自己的全身运动,如散步、中老年健身操、太极剑、瑜伽、八段锦等,每周 2～3 次,长期坚持。

药物调理:此种体质肾气平均,生理机能旺盛,不宜乱用滋补。

2. 气虚质　肌肉不健壮,情绪不稳定。

总体特征:元气不足,以疲乏、气短、自汗等气虚表现为主要特征。

形体特征:肌肉松软不实。

常见表现:平素语音低弱,气短懒言,容易疲乏,精神不振,易出汗,舌淡红,舌边有齿痕,脉弱。

心理特征:性格内向,不喜冒险。

发病倾向:易患感冒、内脏下垂等病;病后康复缓慢。

对外界环境适应能力:不耐受风、寒、暑、湿邪。

施养总原则:益气健脾,培补元气。

饮食调养:不宜多食生冷苦寒、辛辣燥热、滋腻、难于消化的食品。宜常食糯米、小米、山药、红薯、马铃薯、胡萝卜、鸡肉、牛肉、黄鱼、鲢鱼、桂圆肉、大枣等,也可通过药膳来调补,如当归黄芪炖鸡、参芪大枣粥等。

起居调养:《黄帝内经》曰:"久卧伤气……劳则气耗……"故气虚之人不宜久卧和过劳。春夏主生长,秋冬主收藏,春夏季宜早起,秋冬季宜晚起。

运动调养:选择适合自己的中小强度的运动,如:慢跑、骑自行车、太极拳、八段锦等,可隔日或 1 周 2 次,每次半小时到 1 小时。

药物调理:保健品可选主含人参、黄芪、当归的益气健脾类,冬季食红参佳,夏季食西洋参(花旗参)佳。中成药可选择归脾丸或补中益气丸调补,病后或乏力甚也可选十全大补丸补益气血。

3. 阳虚质　白白又胖胖,性格多沉静。

总体特征:阳气不足,以畏寒怕冷、手足不温等虚寒表现为主要特征。

形体特征:肌肉松软不实。

常见表现:平素畏冷,手足不温,喜热饮食,精神不振,舌淡胖嫩,脉沉迟。

心理特征：性格多沉静、内向。

发病倾向：易病肿胀、泄泻、哮喘、消化不良、浮肿等。

对外界环境适应力：不耐受寒邪，耐夏不耐冬；易感湿邪。

施养总原则：益气健脾，补肾温阳。

饮食调养：如血压正常，多食有温补阳气作用的食品，如羊肉、狗肉、带鱼、虾、核桃、生姜、干姜、洋葱、韭菜、辣椒、花椒、胡椒等，不宜过食生冷，少饮绿茶。药膳可选择苁蓉酒或鹿茸酒或虫草酒、虫草老鸭汤、当归生姜炖羊肉等。

起居调养：平时多进行户外活动，以舒展阳气，天气湿冷时尽量减少户外活动。注意足下、背部及下腹部的防寒保暖。夏季要避免长时间在空调房间。

运动调养：选择适合自己的中小强度的运动，如：慢跑、太极拳、太极剑、中老年健身操、八段锦等。运动时间以下午 2～4 点，阳气旺盛时为佳。

药物调理：中成药可选择金匮肾气丸、六君子丸常服调补。补品以冬虫夏草、鹿角胶、紫河车为宜，但不能多服久服。也可选择冬令膏方调理。

4. 阴虚质　形体美瘦长，性情易急躁。

总体特征：阴液亏少，以口燥咽干、手足心热等虚热表现为主要特征。

形体特征：体形偏瘦。

常见表现：手足心热，口燥咽干，鼻微干，喜冷饮，大便燥，舌红少津，脉细数。

心理特征：性情急躁，外向好动，活泼。

发病倾向：易患失眠、便秘、口疮、慢性咽炎、糖尿病等阴亏燥热病变及高血压等阴亏阳亢病变。

对外界环境适应能力：适应力较差，耐冬不耐夏；不耐受暑、热、燥邪。

施养总原则：滋肾养肝，培补阴液。

饮食调养：宜清淡，远肥腻厚味、燥烈之品(包括葱、姜、蒜之类)，可常以枸杞、麦冬泡茶饮或食枸杞菊花粥,宜多食黑木耳、黑芝麻、绿豆、糯米、乌贼、龟、鳖、螃蟹、牡蛎、鸭肉、猪皮、豆腐、牛奶等性寒凉食物。

起居调养:居处尽量寒温适宜,空气新鲜,夏季宜阴凉,冬季注意保暖。

运动调养:宜选择中小强度的运动,如慢跑、散步、太极拳、太极剑等并长期坚持。

情志调养:恼怒伤肝,注意调畅情志,少生气。

药物调理:保健品宜选主含熟地、鳖甲、龟板、枸杞等滋补肝肾之品;中成药可选择知柏地黄丸、六味地黄丸及左归丸等适当服用。"春夏养阳,秋冬养阴",也可选择冬令膏方调理。

5. 痰湿质　体形肥又胖,性格偏温和。

总体特征:痰湿凝聚,以形体肥胖、腹部肥满、口黏苔腻等痰湿表现为主要特征。

形体特征:形体肥胖,腹部肥满松软。

常见表现:面部皮肤油脂较多,多汗且黏,胸闷,痰多,口黏腻或甜,喜食肥甘甜黏,苔腻,脉滑。

心理特征:性格偏温和、稳重,多善于忍耐。

发病倾向:消渴、中风、胸痹等(糖尿病、高血脂、高血压、心脑血管病等)。

对外界环境适应能力:对梅雨季节及湿重环境适应能力差。

施养总原则:健脾利湿,化痰泄浊。

饮食调养:饮食宜清淡,少食肥甘厚腻、生冷之品,酒类也不宜多饮,且勿过饱。多吃蔬菜、水果,尤其是一些具有健脾利湿、化痰祛痰作用的食物,宜多食山药、薏苡仁、扁豆、萝卜、洋葱、冬瓜、赤小豆等;药膳可选择白茯苓粥,薏苡仁粥、赤小豆粥,都具有健脾利湿之效。

起居调养:平时多进行户外活动,以舒展阳气,调达气机;保持居室干燥,衣着应透湿散气,经常晒太阳;天气湿冷时则要减少户外活动,避免受寒雨侵袭。

运动调养：选择适合自己的中小强度的有氧运动，如：慢跑、散步、太极拳、太极剑、八段锦、中老年健身操等，每周 2～3 次并能长期坚持；运动时间最好选择在阳气旺盛的下午 2～4 点。

药物调理：平素可常服六君子丸或肾气丸以绝痰湿生化之源。也可请医生开平胃散调理。

6. 湿热质　偏胖或偏瘦，性格多急躁。

总体特征：湿热内蕴，以面垢油光、口苦、苔黄腻等湿热表现为主要特征。

形体特征：形体偏胖或偏瘦。

常见表现：面垢油光，易生痤疮，口苦口干，身重困倦，大便黏滞不畅或燥结，小便短黄，男性易阴囊潮湿，女性易带下增多，舌质偏红，脉滑数。

心理特征：容易心烦急躁。

发病倾向：易患疮疖、黄疸、热淋等病。

对外界环境适应能力：对湿环境或气温偏高，尤其是夏末秋初，湿热交蒸气候较难适应。

施养总原则：清热利湿。

精神养生：湿热质者应安神定志，舒缓情志。

饮食养生：宜食用清利化湿的食物，如薏苡仁、莲子、茯苓、赤小豆、蚕豆、绿豆、鸭肉、鲫鱼、冬瓜、苦瓜、白菜、芹菜、卷心菜、莲藕、空心菜等。体质内热较盛者，忌食辛辣燥热、大补大热的食物，如辣椒、生姜、大葱等；对于狗肉、鹿肉、牛肉、羊肉、酒等温热食品和饮品宜少食和少饮。

起居养生：不要长期熬夜或过度疲劳。要保持二便通畅。必须力戒烟酒。

运动锻炼：湿热质者适合做大强度、大运动量的运动，如中长跑、游泳、爬山、各种球类、武术等。运动时应避免暑热环境。

药物调理：可用甘淡苦寒清热利湿之品，如黄芩、黄连、龙胆草、虎杖、栀子等。方药可选龙胆泻肝汤、茵陈蒿汤等。

7. 血瘀质　体形瘦或胖，身痛有定处。

总体特征：血行不畅，以肤色晦暗、舌质紫暗等血瘀表现为主要特征。

形体特征：胖瘦均见。

常见表现：肤色晦黯，色素沉着，容易出现瘀斑，口唇黯淡，舌黯或有瘀斑，舌下脉络紫黯或增粗，脉涩。

心理特征：易烦，健忘。

发病倾向：易患出血、中风、胸痹等（心脑血管疾病）。

对外界环境适应能力：不耐受寒邪。

施养总原则：活血祛瘀，舒经通络。

饮食调养：可常食山楂、桃仁、油菜、黄豆、香菇等具有活血祛瘀作用的食物，如非酒精过敏，黄酒、葡萄酒或白酒可少量常饮，醋可多吃。

起居调养：天气寒凉时注意保暖，居室也尽量保持温暖，外出活动锻炼以早晨 9 点后或下午为宜。

运动调养：选择适合自己的中小强度的运动，如：慢跑、骑自行车、太极拳、羽毛球等，每周 2 次左右并长期坚持。

药物及非药物调理：可自少量常饮桃仁红花酒，或请中医师开桃红四物汤调理，常进行全身按摩、药浴、足浴、足底按摩等能促进全身血液运行。

8. 气郁质　消瘦又脆弱，抑郁又多疑。

总体特征：气机郁滞，以神情抑郁、忧虑脆弱等气郁表现为主要特征。

形体特征：形体瘦者为多。

常见表现：神情抑郁，情感脆弱，烦闷不乐，舌淡红，苔薄白，脉弦。

心理特征：性格内向不稳定，敏感多虑。

发病倾向：郁证、脏躁、百合病、不寐、梅核气、惊恐（抑郁症、神经症等）。

对外界环境适应能力：对精神刺激适应能力较差；不适应阴雨天气。

施养总原则:疏肝解郁。

饮食调养:宜多食能行气的食物,如高粱、蘑菇、柑橘、荞麦、洋葱、萝卜、大蒜、苦瓜等。可少量饮酒,以畅通血脉,改善情绪。

起居调养:多进行户外活动,以舒展阳气,调畅心情。居室尽量保持温暖舒适,明亮。

运动调养:选择适合自己的中小强度的运动,如:慢跑、骑自行车、太极拳等,至少1周2次,每次半小时到1小时,时间以下午2~4点为宜。

情志调养:努力培养一些兴趣爱好,听听音乐,适当运动,多和人交流,进行自我调节,保持心情舒畅,气机调畅。

药物调理:中成药可常服逍遥丸或越鞠丸疏肝解郁。

9. 特禀质　天生有缺陷,季变我就病。

总体特征:先天失常,以生理缺陷、过敏反应等为主要特征。

形体特征:过敏体质者一般无特殊;先天禀赋异常者或有畸形,或有生理缺陷。

常见表现:过敏体质者常见哮喘、风团、咽痒、鼻塞、喷嚏等;患遗传性疾病者有垂直遗传、先天性、家族性特征;患胎传性疾病者具有母体影响胎儿个体生长发育及相关疾病特征。

心理特征:随禀质不同情况各异。

发病倾向:过敏体质者易患哮喘、荨麻疹、花粉症及药物过敏等;遗传性疾病如血友病、先天愚型等;胎传性疾病如五迟、五软、解颅、胎惊、胎痫等。

对外界环境适应能力:适应能力差,如过敏体质者对易致过敏季节适应能力差,易引发宿疾。

施养总原则:健脾补肾,培补先后天。

饮食调养:饮食宜清淡,少食辛辣刺激,忌过敏原食物。

起居调养:过敏季节少户外活动,尽量避免接触冷空气及明确知道的过敏物质;居室常通风,保持空气清新。

运动调养：平时多锻炼以增强体质，可选择慢跑、太极拳、八段锦、健身操等适合自己的运动。

药物调理：可常泡服黄芪、防风、乌梅、五味子，中成药可选择玉屏风散。必要时可中药调理或冬令膏方调理。

食疗与膏方

民间常讲"冬天进补，春天打虎"。冬季是服用膏方的最佳时期，配一料膏方，服用一个冬天，为身体"加油"、"充电"，足以将过敏体质逆转回健康状态。

此外，治未病的方法还包括针灸、拔罐、气功、五禽戏、八段锦、太极拳、四季养生与冬病夏治等。

六、"治未病"的展望

从中医的状态认识论出发，"治未病"可以丰富现代健康或疾病分类及评估体系。传统的中医"治未病"理论应该与现代的健康管理理念紧密结合，通过建立个体健康信息数据库及健康信息管理平台等形式，为体系建设打下基础。

中医经络与常见保健穴位

经络，是经脉和络脉的总称，是人体气血运行的通道。经，有路径的意思，是经络系统中纵行的主干，大多循行于人体深部；络，有网络的意思，是经脉的分支。它们纵横交错，无处不在，网络全身。

腧穴，是人体脏腑经络的气血输注于体表的部位。腧穴各归属于某一条经，而每一条经又各隶属于某一脏腑。如果在体表的腧穴上进行针刺或按摩，就能够防治所属脏腑的某些疾病。同样，脏腑的某些病症又能在相应的腧穴上有所反应，这些都是通过经络来完成的。

经络系统是由经脉和络脉组成的。经脉包括十二经脉和奇经八脉，以及附属于十二经脉的十二经别、十二经筋、十二皮部。络脉则有十五络、浮络、孙络等。其中十二经脉是经络系统中最主要的内容。

一、十二经脉

十二经脉的名称

1. **手三阴经** 指手太阴肺经，手厥阴心包经，手少阴心经。
2. **手三阳经** 指手阳明大肠经，手少阳三焦经，手太阳小肠经。
3. **足三阳经** 指足阳明胃经，足少阳胆经，足太阳膀胱经。

4. 足三阴经　指足太阴脾经,足厥阴肝经,足少阴肾经。

十二经脉的体表分布

如图 3-1,3-2,3-3 所示。

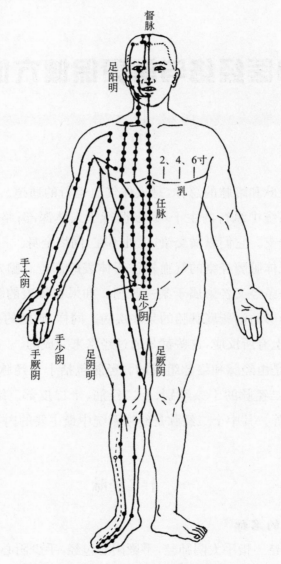

图 3-1　十二经循行分布示意图(正面)

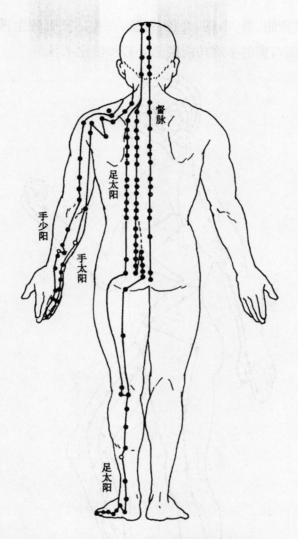

图 3 - 2 十二经循行分布示意图(后面)

十二经脉的走向

十二经脉的走向有逆有顺,其规律为:手三阴经从胸走手,手三阳经从手走头,足三阳经从头走足,足三阴从足走腹(胸)。

十二经脉与脏腑的关系

脏腑,是中医对内脏的总称,主要指五脏六腑。五脏是指心、肝、脾、肺、肾;六腑是指胆、胃、小肠、大肠、膀胱、三焦。五脏的生理功能是生化和贮藏精气,而六腑的生理功能则是受盛和传化水谷。

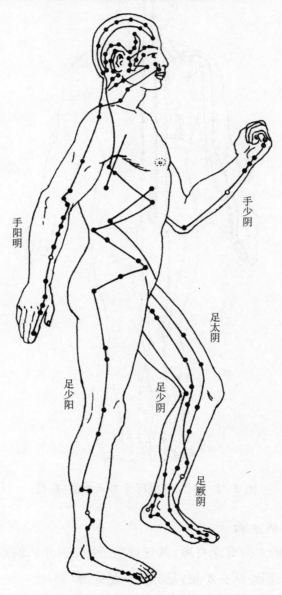

手少阴

手阳明

足太阴

足少阳

足少阴

足厥阴

图 3-3　十二经循行分布示意图(侧面)

经络在内隶属于脏腑,在外联络于肢体,沟通于脏腑与体表之间,将人体脏腑组织器官联系成为一个有机的整体。经络遍布全身以运行气血,使人体各部的功能活动能够保持协调和相对平衡,从而维持人体的正常生命活动。

经脉以分布于肢体内侧的为阴,分布于肢体外侧的为阳。脏腑则以脏为阴,以腑为阳。两者结合起来,即阴经属于脏,阳经属于腑。

十二经脉各自分别隶属于一个脏或一个腑,有表里属络配合关系,是人体气血的主要通道,故又被称为"正经"。

1. 五脏

(1) 心:心位于胸中,外有心包。其主要功能是推动血液的循环和进行精神思维活动。

[附] 心包络:心包络又名心包,是心的外围组织,具有保护心脏的作用。

(2) 肺:肺位于胸中,上连喉咙。其主要功能是主持人体的呼吸运动和调节气的升降出入运动。

(3) 脾:脾是人体消化系统的主脏。其主要生理功能是将经过胃初步消化的食物进一步消化和吸收,并将富有营养物质的水谷精微转输至肺及其他内脏和全身各处。

(4) 肝:肝位于右胁。其主要生理功能是在情志、消化和气血运行等方面具有疏通、宣泄的作用,对血液具有贮藏和调节血量的作用。

(5) 肾:肾位于腰部,左右各一。其主要生理功能是把先天之精和后天之精都贮藏起来,相互结合而成为肾中精气。而肾中精气是人体生长、发育、生殖的本源。另外,肾还主持全身水液代谢和摄纳肺所吸入之气。

2. 六腑

(1) 胆:胆附于肝。其主要生理功能是贮藏和排泄胆汁。

(2) 胃:胃位于膈下,上接食道,下通小肠。其主要生理功能是容纳和初步消化饮食物。

（3）小肠：小肠位于腹中，上端接幽门与胃相通，下端接阑门与大肠相连。其主要生理功能是进一步消化经过胃初步消化的饮食物，并把它分成清（饮食物的精华）和浊（消化后的糟粕）两部分。

（4）大肠：大肠上接阑门，与小肠相通，下端为肛门。其主要生理功能是传导糟粕。

（5）膀胱：膀胱位于小腹中央，其上与肾相通，其下有尿道。其主要生理功能是贮尿和排尿。

（6）三焦：三焦作为六腑之一，范围相当广泛。其主要生理功能是通行元气和流通津液。

二、腧穴概说

腧穴的概念

腧穴是人体脏腑经络之气输注于体表的部位。"腧"与"输"相通，有转输、输注的含义。"穴"有孔隙的意思。通常所说的"穴位"、"穴道"即指腧穴。

腧穴是针灸、按摩等外治法施术的部位，在保健和治疗的应用中都必须掌握好腧穴的定位、作用等基本知识。

腧穴的分类

腧穴通常被分为十四经穴、经外奇穴和阿是穴三类。

十四经穴，简称"经穴"，即分布于十二经脉和督脉、任脉上的腧穴。经穴都有主治所属经脉病症的特点，它们是腧穴的主要部分。现有的十四经穴共计361个。

经外奇穴，简称"奇穴"，即未列入十四经系统的一类腧穴。这些腧穴对某些病症具有特殊的作用，因其功效比较奇特，故称"奇穴"。

阿是穴，又称"天应穴"等。这类腧穴既无具体名称，又无固定位置，而是以压痛点或其他反应点作用针灸、按摩的部位。

腧穴的防治作用

腧穴的防治作用很多,但有一定的规律性。每一腧穴的作用都可以从下面三方面来分析。

1. 近治作用　这是一切腧穴主治作用所具有的共同特点。每个腧穴都能防治该穴所在部位及邻近组织、器官的病症。如睛明位于目内眦旁,可防治目病;中脘位于胃部,可防治胃病等。

2. 远治作用　这是十四经穴位主治作用的基本规律。十四经穴中,尤其是十二经脉在四肢肘、膝关节以下的腧穴,可以防治本经循行所及的远隔部位的脏腑、组织、器官的病症。如足三里位于膝下,但可防治腹部病症;昆仑位于外踝后,但可防治头痛;合谷位于手背,但可防治头面五官病症。

3. 特殊作用　某些腧穴对某些疾病具有特殊的防治作用。如大椎退热、丰隆化痰等。

此外,针刺或按摩某些腧穴,对不同功能状态的脏腑、组织、器官,可起到双向的良性调节作用。例如腹泻时针刺、按摩天枢能止泻,便秘时则可通便。

腧穴的定位方法

腧穴的定位正确与否,直接影响针灸、按摩等外治法的效果。常用的腧穴定位方法有以下 4 种。

1. 骨度分寸定位法　骨度分寸定位法,古代称为"骨度法",即以骨节为主要标志测量全身各部的长短、大小,并依照其尺寸,按比例折算作为定穴的标志,不论男女、老少、高矮、胖瘦,可按这一标准测量,但分部折寸的尺度应以受术者本人的身材为依据。人体各部常用骨度分寸见表1和图 3 - 4。

实际应用时,常按取穴部位骨度的长度,用手指划分为若干等分,再按穴位的具体尺寸来确定位置。如取腕上 3 寸间使穴,可将腕横纹至肘横纹的 12 寸划分为 2 个等分,再将近腕的 1 等分再划分为 2 个等分,这样,间使穴便可迅速而准确地定位。

表1　常用骨度分寸表

分部	部位起止点	常用骨度	度量法	说　明
头部	前发际至后发际	12寸	直寸	如前后发际不明,从眉心量至大椎穴作18寸。眉心至前发际3寸,大椎穴至后发际3寸
	耳后两乳突之间	9寸	横寸	用于量头部的横寸
胸腹部	胸骨上窝至胸剑联合	9寸	直寸	胸部与胁肋部取直寸,一般根据肋骨计算,每一肋折作1.6寸
	胸剑联合至脐中	8寸		
	脐中至耻骨联合上缘	5寸		
	两乳头之间	8寸	横寸	胸腹部取穴的横寸,可根据两乳头之间的距离折算,女性可用左右缺盆穴之间的宽度来代替两乳头之间的横寸
腰背部	大椎以下至尾骶	21椎	直寸	背部腧穴根据脊椎定穴。肩胛下角相当第7胸椎,髂嵴相当第4腰椎棘突
	两肩胛骨脊柱缘之间	6寸	横寸	
上肢部	腋前纹头(腋前皱襞)至肘横纹	9寸	直寸	用于手三阴、手三阳经的骨度分寸
	肘横纹至腕横纹	12寸		
侧胸部	腋以下至第11肋端	12寸	直寸	
侧腹部	11肋端至股骨大转子	9寸	直寸	
下肢部	耻骨联合上缘至股骨内上髁上缘	18寸	直寸	用于足三阴经的骨度分寸
	胫骨内髁下缘至内踝高点	13寸		
	股骨大转子至膝中	19寸		
	臀横纹至膝中	14寸	直寸	①用于足三阳经的骨度分寸。②"膝中"的水平线,前面相当于犊鼻,后面相当于委中穴
	膝中至外踝高点	16寸		
	外踝高点至足底	3寸		

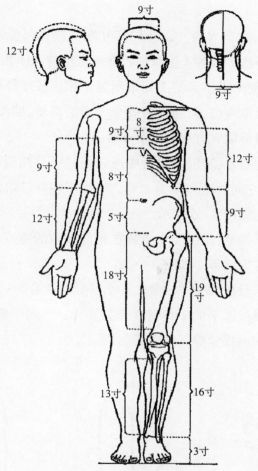

图 3-4 常用骨度分寸

2. 解剖标志定位法 解剖标志定位法，又称自然标志定位法，是以人体解剖标志作为定位的依据，常用的有固定标志和活动标志 2 种。

固定标志是人体固有的、不受活动影响的解剖标志。如五官、爪甲、乳头、脐窝、骨节突起、肌肉隆起等。例如：第 7 颈椎棘突下取大椎穴；两眉头中间取印堂穴；腓骨小头前下缘取阳陵泉等。

活动标志是指随关节、肌肉、皮肤活动而出现的孔隙、凹陷等标志。例如：屈肘时，于外侧横纹头处取曲池；外展上臂时，于肩峰前下方的凹陷中取肩髃等。

3. 手指同身寸取穴法　手指同身寸取穴法是以受术者手指为标准来定取穴位的方法。因各人手指的长度和宽度与人体其他部位有一定的比例,所以可用受术者本人的手指来测量定位。按摩师可用自己的手指在受术者身上量取穴位,但必须根据受术者的高矮、胖瘦作适当的增减。常用的手指同身寸取穴方法有以下 3 种。

(1) 中指同身寸:是以受术者中指屈曲时中节桡侧两端纹头(拇、中指屈曲成环形)之间的距离作为 1 寸。可用于四肢部取穴的直寸和背部取穴的横寸等。如图 3-5 所示。

(2) 拇指同身寸:是以受术者拇指指间关节的宽度作为 1 寸。适用于四肢部的直寸取穴等。如图 3-6 所示。

(3) 横指同身寸:又称"一夫法",是以受术者第 2~5 指并拢时,中指近侧指间关节横纹水平的 4 指宽度作为 3 寸。适用于四肢部、下腹部的直寸和背部取穴的横寸等。如图 3-7 所示。

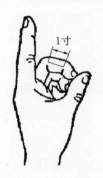
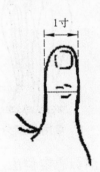
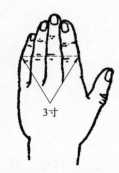

图 3-5　中指同身寸　　　图 3-6　拇指同身寸　　　图 3-7　横指同身寸

4. 简便取穴法　简便取穴法是临床中一种简便易行的腧穴定位方法。常用的简便取穴方法有:半握拳,当中指尖所指处取劳宫;两手伸开,于虎口交叉,当食指尖处取列缺;两手自然下垂,于中指端处取风市;两耳尖连线中点取百会等。

三、常用腧穴

头面部

1. 百会（督脉）

［位置］在头部，前发际正中直上 5 寸，或两耳尖连线的中点处。如图 3-8 所示。

［防治］头痛，眩晕，失眠。

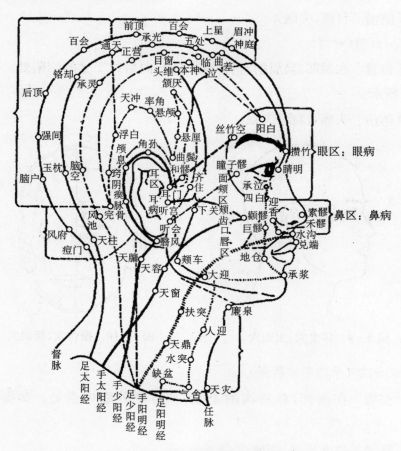

图 3-8 头面颈项部穴

2. 印堂(奇穴)

[位置]在额部,当两眉头连线的中点。如图3-9所示。

[防治]头痛,失眠,鼻塞不通。

3. 攒竹(足太阳膀胱经)

[位置]眉头凹陷中。如图3-10所示。

[防治]头痛,目赤肿痛。

4. 睛明(足太阳膀胱经)

[位置]在目内眦角上0.1寸处。如图3-10所示。

[防治]目疾,失眠。

5. 太阳(奇穴)

[位置]在颞部,当眉梢与目外眦之间,向后约1寸的凹陷处。如图3-9所示。

[防治]头痛,目疾,失眠。

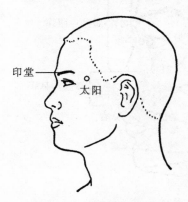

图3-9 印堂穴、太阳穴

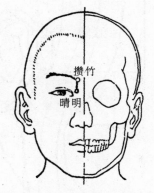

图3-10 攒竹穴、睛明穴

6. 迎香(手阳明大肠经)

[位置]在面部,鼻唇沟的上端,平鼻翼外缘中点处。如图3-8所示。

[防治]鼻塞不通,面瘫。

7. 人中(又名水沟)(督脉)

〔位置〕在面部,当人中沟的上 1/3 与中 1/3 交点处。

〔防治〕昏厥,面瘫。

8. 听宫(手太阳小肠经)

〔位置〕在面部,耳屏前,下颌骨髁状突的后方,张口时呈凹陷处。如图 3-8 所示。

〔防治〕耳鸣,牙齿痛。

9. 风池(足少阳胆经)

〔位置〕在项部,后发际上 1 寸,当胸锁乳突肌与斜方肌上端之间的凹陷处。如图 3-8 所示。

〔防治〕头痛,眩晕,颈项强痛,落枕,目疾,感冒,鼻塞。

躯干部

1. 膻中(任脉)

〔位置〕在胸部,当前正中线上,平第 4 肋间,两乳头连线的中点。如图 3-11 所示。

〔防治〕胸闷,胸痛,心慌,气喘。

2. 气海(任脉)

〔位置〕在下腹部,当脐下 1.5 寸,前正中线上。如图 3-11 所示。

〔防治〕腹痛,遗尿,遗精,阳痿,腹泻,月经不调,体虚乏力。

3. 关元(任脉)

〔位置〕在下腹部,当脐下 3 寸,前正中线上。如图 3-11 所示。

〔防治〕遗尿,小便不利,遗精,阳痿,月经不调,消化不良,腹泻,脱肛,体虚乏力。

4. 大椎(督脉)

〔位置〕在后正中线上,第 7 颈椎棘突下凹陷中。如图 3-12 所示。

〔防治〕头项强痛,背痛,热病,咳嗽,气喘,感冒,阴虚发热。

5. 肩井(足少阳胆经)

〔位置〕在肩上,前直乳中,当大椎与肩峰端连线的中点上。如图

3-12 所示。

[防治] 颈项强痛,肩背痛,上肢无力。

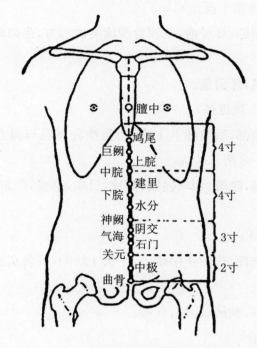

图 3-11　任脉经穴(胸腹部)

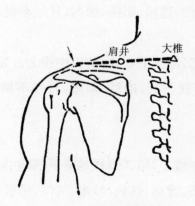

图 3-12　大椎穴、肩井穴

6. 肺俞(足太阳膀胱经)

［位置］第 3 胸椎棘突下,旁开 1.5 寸。如图 3－13 所示。

［防治］咳嗽痰多,气喘胸痛。

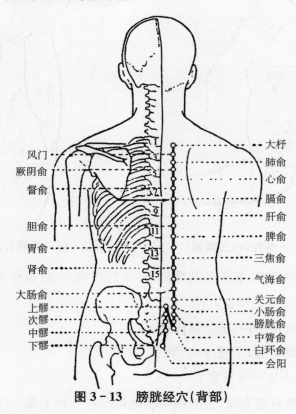

图 3－13　膀胱经穴(背部)

上肢部

1. 肩髃(手阳明大肠经)

［位置］在肩部,锁骨肩峰端与肱骨大结节之间。当臂外展时,肩峰前下方凹陷处。如图 3－14、3－15 所示。

［防治］肩周炎,肩关节功能障碍,上肢疼痛,上肢萎软无力。

2. 肩髎(手少阳三焦经)

［位置］在肩部,肩髃后方,当臂外展时,肩峰后下方凹陷处。如图 3－15 所示。

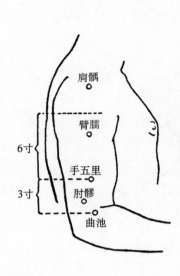

图 3-14　大肠经穴(上臂部)　　　　图 3-15　肩髃穴、肩髎穴

［防治］肩周炎,肩关节功能障碍,上肢疼痛,上肢萎软无力。

3. 极泉(手少阴心经)

［位置］腋窝中央,腋动脉内侧。

［防治］胁肋痛,上肢疼痛、麻木。

4. 曲池(手阳明大肠经)

［位置］屈肘成直角,在肘横纹桡侧端与肱骨外上髁连线中点。如图
3-14 所示。

［防治］咽喉肿痛,上肢疼痛、麻木,腹痛,腹泻,发热。

5. 小海(手太阳小肠经)

［位置］在尺骨鹰嘴突与肱骨内上髁之间,当肱骨尺神经沟处。

［防治］肘臂疼痛,小指麻木。

6. 内关(手厥阴心包经)

［位置］在前臂掌侧,腕横纹上 2 寸,掌长肌腱与桡侧腕屈肌腱之间。
如图 3-16 所示。

〔防治〕胸闷心慌,胁痛,中上腹不适,呕吐,呃逆,失眠,上肢疼痛,手指麻木。

7. 外关(手少阳三焦经)

〔位置〕在前臂背侧,腕背横纹上2寸,尺骨与桡骨之间。

〔防治〕发热,头痛,耳鸣,胁肋痛,上肢疼痛。

8. 合谷(手阳明大肠经)

〔位置〕在手背第1、2掌骨之间,略近第2掌骨中点处。或以一手的拇指指骨关节横纹,放在另一手拇、食指之间的指蹼缘上,当拇指尖所指处。如图3-17所示。

〔防治〕头面五官病症,咽喉肿痛,面瘫。

9. 劳宫(手厥阴心包经)

〔位置〕在掌心,当第2、3掌骨之间,偏于第3掌骨。握拳时,中指尖所指处。如图3-18所示。

〔防治〕胸闷心慌,呕吐。

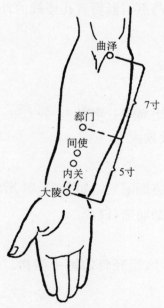

图3-16 心包经穴

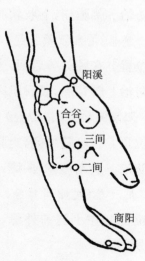

图3-17 合谷穴

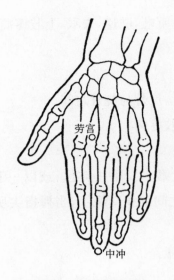

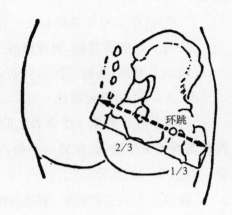

图 3-18　劳宫穴　　　　　　　　图 3-19　环跳穴

下肢部

1. 环跳(足少阳胆经)

[位置] 在臀外侧部,当股骨大转子最凸点与骶管裂孔连线的外 1/3 与中 1/3 交点处。如图 3-19 所示。

[防治] 腰腿痛,下肢软弱无力,偏瘫。

2. 委中(足太阳膀胱经)

[位置] 在膝关节后面,当腘窝横纹之中点处。如图 3-20 所示。

[防治] 腰背痛,股后肌肉痉挛,下肢萎软无力。

3. 阳陵泉(足少阳胆经)

[位置] 在小腿外侧,当腓骨小头前下方凹陷处。如图 3-21 所示。

[防治] 肌肉痉挛,偏瘫,膝关节肿痛,胁肋痛,口苦。

4. 足三里(足阳明胃经)

[位置] 在小腿前外侧,当犊鼻下 3 寸,距胫骨前嵴 1 横指。如图 3-22 所示。

[防治] 胃肠病,虚劳消瘦,头晕,失眠,膝关节痛,小腿痛,偏瘫。

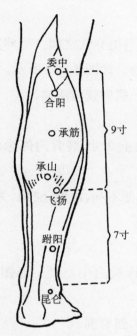

图 3 - 20　膀胱经穴
（小腿部）

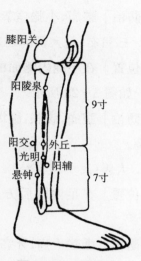

图 3 - 21　胆经穴
（小腿部）

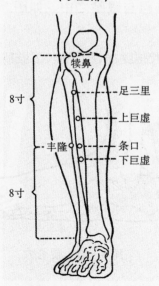

图 3 - 22　胃经穴
（小腿部）

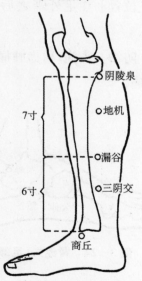

图 3 - 23　脾经穴
（小腿部）

5. 承山(足太阳膀胱经)

[位置]腓肠肌肌腹下正中,约当委中穴与昆仑穴之间。当伸直小腿或足跟上提时,腓肠肌肌腹下出现尖角凹陷处。如图3-20所示。

[防治]腰痛,小腿痉挛,痔疮,便秘,下肢肌肉疲劳酸痛。

6. 三阴交(足太阴脾经)

[位置]在小腿内侧面的下部,当内踝尖上3寸,胫骨内侧缘后方凹陷处。如图3-23所示。

[防治]腹痛,腹胀,腹泻,痛经,遗尿,小便不利,水肿,眩晕,失眠,月经不调。

7. 太溪(足少阴肾经)

[位置]在足内踝后方,当内踝与跟腱连线之中点处。如图3-24所示。

[防治]咽喉干痛,牙痛,耳鸣,月经不调,腰脊痛。

8. 昆仑(足太阳膀胱经)

[位置]在足外踝之后侧凹陷中,当外踝与跟腱之中。如图3-25所示。

[防治]头痛,目赤肿痛,颈项强痛,肩背腰腿痛,脚跟痛,下肢肌肉疲劳酸痛。

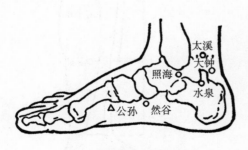

图3-24　肾经穴(足部)

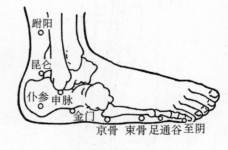

图3-25　昆仑穴

9. 太冲(足厥阴肝经)

[位置]在足背侧,当第1、2跖骨结合部之前方凹陷处。如图3-26

所示。

[防治] 头痛,眩晕,失眠,目赤肿痛,面瘫,胁痛。

10. 涌泉(足少阴肾经)

[位置] 在足底部,对第 2、3 跖骨之间,当足底(去趾)前与中 1/3 的交界处。或卷足时,足底前部凹陷处。如图 3-27 所示。

[防治] 头痛,目赤肿痛,咽喉痛,失眠,便秘,小便不利,足心热。

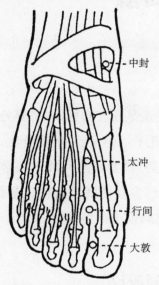

图 3-26 肝经穴(足部)

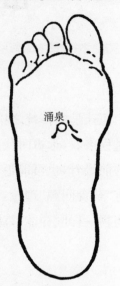

图 3-27 涌泉穴

中医药食同源

在中医药学的传统之中，论药与食的关系是既有同处，亦有异处。但从发展过程来看，远古时代是同源的，后经几千年的发展，药食分化，若再往今后的前景看，也可能返璞归真，以食为药，以食代药。故中医学自古以来就有"药食同源"理论，这一理论认为：许多食物既是食物也是药物，食物和药物一样同样能够防治疾病，两者之间很难严格区分。

一、中医有药食同源说

悠久的历史渊源

商朝一位丞相名"伊尹"，曾做过厨师，他在烹饪过程中了解了大枣、生姜、桂皮、莲子等的药性，并用以治疗疾病，还将药物制成汤液，皇甫谧《甲乙经》中记载"伊尹以亚圣之才，撰用《神农本草》以为汤液"。东汉《淮南子》称："神农尝百草之滋味，水泉之甘苦，令民知所避就。当此之时，一日而遇七十毒。"可见神农时代药与食不分，无毒者可食，有毒者当避。《黄帝内经太素》记载"空腹食之为食物，患者食之为药物"。对药物、食物虽有进行明确区分，但其源头统一。

"药食两用"品种丰富

中医发展至今对药物和食物的认识一般为：中药是医生用来治病的药材；食物是民以为生的食品。但有些中药和食物的界限并不是十分清楚，如橘子、粳米、赤小豆、龙眼肉、山楂、乌梅、核桃、杏仁、饴糖、花椒、小茴香、桂皮、砂仁、南瓜子、蜂蜜等，它们既属于中药有良好的治病疗效，又是百姓经常吃的富有营养的食品，故被称做"药食两用"品。在国家行规中"药食两用"品共有 87 味。

中药与食物的作用

《黄帝内经》云："大毒治病，十去其六；常毒治病，十去其七；小毒治病，十去其八；无毒治病，十去其九；谷肉果菜，食养尽之，无使过之，伤其正也。"可见中药与食物均可以防治疾病。中药的治疗药效强，"药劲大"，用药正确时，效果突出，但用药不当，不良反应也明显，一般为专业医生所用，或在医生的指导下运用，但不应长期服用；食物或药食两用品则药性缓和，防病、治病作用缓慢，一般百姓在家庭中可以自由食用，即使配食不当，也不至于立刻产生不良反应。但对于特殊体质或疾病的人来说，即使是食物或药食两用品也会造成不良反应；或者长期使用某食物或药食两用品，日积月累也可能发生从量变到质变的作用。在国家行业规定中可以用在食品中的中药共有 114 味。

二、最基本的方药理论

中药的"四气五味"

在中医理论中任何食物、药物都具备四气、五味、归经、升降浮沉、毒性、功效等内容，而日常生活中常用的，百姓略知一二的概念多为四气、五味、升降浮沉，现就具体内容介绍如下。

四气：寒、凉、温、热（平）。

五味：辛、酸、甘、苦、咸（涩、淡）。

四气作用:寒凉:清热,泻火,凉血,解毒。

温热:温经,散寒,通络,助阳,活血。

五味作用:辛:辛散——发散,行气活血。

酸:酸收——固表止汗,敛肺止咳,涩肠固脱,涩精止遗。

甘:甘补——补益,和中,缓急。

苦:苦降——清热泻火,通泄大便,燥湿。

咸:软坚——泻下通便,软坚散结。

升降浮沉:花、叶、皮、枝等质轻的药、食大多能升浮,如苏叶、薄荷等;种子、果实,矿物、贝壳等质重者大多主沉降,如杏仁、牡蛎等。

将中药、食品中四气、五味、升降浮沉特性运用到人体防病治病中,《黄帝内经》曰"寒者热之,热者寒之,虚者补之,实者泻之"等理论,就是说寒性疾病用热性药来驱寒,热性疾病用寒性药来散热,虚证疾病用补药以补其虚,实证疾病用泻药以泻其实。从而达到调整身体阴阳、脏腑、气血等平衡,最终达到预防或消除疾病的目的。

中药也有"七情"

各种药物在配合应用时相互之间会产生一定的作用,有的相互协同增进原有的效果;有的相互对抗,削弱原有的效果;有的相互作用后抑制、降低或消除不良反应或毒副作用;也有的相互作用后产生新的不良反应或毒副作用。中医把这种药物配合后发生的变化总结为相须、相使、相畏、相杀、相恶、相反、单行等七种情况,这就是中药的"七情"。现介绍如下。

相须:即性能功用相类似的药物合用,能明显增强其原有疗效。

相使:即性能功用有某种相似的药物合用,以一药为主,另一药为辅,辅药能增强主药的疗效。

相畏:即一种药物的烈性、毒性或不良反应能被另一种药物减轻或消除。

相杀:即一种药物能减轻或消除另一种药物的毒性或不良反应。

相恶：即一种药物能减弱或破坏另一种药物的功效。

相反：即两种药物配伍同用，能产生剧烈的毒性反应或不良反应。

单行：即单用一味药物，不需其他药物辅助就能发挥治疗作用。如独参汤。

上述七情中相须、相使、相畏、相杀是希望发挥的作用；相恶、相反则是需要避免和杜绝其发生的作用。食品中同样也具备四气、五味、升降浮沉特性，因此，如果能遵循上述配伍原则，则对养生保健有益，如螃蟹要和生姜同食，菠菜不能和豆腐同食等是百姓熟知的内容。

治病用药讲究药证相对

养生目的不同或疾病不同在选择食物或药物时也有不同，最基本的原则是：

滋养保健：多选用味甘、性平的食物或药物。

调整偏衰：选用寒凉或温热的食物或药物，以纠正身体的寒热温凉之性。

预防疾病：按目的选择不同食物或药物。如：提高人体正气、预防感冒和呼吸道疾病、预防肠道疾病、预防心脑血管疾病等。

延缓衰老：控制疾病的发生，调补五脏六腑等。

辅助治疗：在专业人员的指导下根据病情确定食物和药物配合的方法、剂量等。

组方用药讲究配伍

每一味食品、药物都具有其自身的性味、功效等个性，同时相互配合使其发挥更大作用是中医重视的方法。所谓"药有个性之专长，方有合群之妙用"，即是此意。因此，我们在中医配伍中还要有君臣佐使之原则，这就像一个国或一个家一定要有君主或家长一样。起最主要作用的为君药，帮助君药的为臣药，帮助君、臣的为佐药，起调和作用的为使药。这样君臣有序、互相合作才能使功效发挥至更大，不良反应减轻至最小或消除。

用药中的顺应自然

中医养生重视"顺应自然"。《黄帝内经》曰:"智者之养生也,必顺四时而适寒暑,和喜怒而安居处,节阴阳而调刚柔。如是则僻邪不至,长生久视。"自然界一年中有春、夏、秋、冬之变化,人类有老幼、男女之分,身体有强弱之别、喜怒哀乐之变。因此,随着自然界中春温、夏热、秋凉、冬寒的气候转变的特性,在中医养生选择药品或食品时则对应春生、夏长、秋收、冬藏之理论,即四季养生;人类由于体质、性别、疾病等有不同,中医则对应有老年养生、儿童养生、女性养生、疾病养生等区别。掌握这些内容不是一朝一夕之事,但通过不断学习,逐渐积累,并用之于日常生活,就会达到保健身体之用。

三、常见药食两用品

大枣

[性味] 甘,温。

[功效] 补脾和胃,益气生津,调营卫,解药毒。

[主治] 胃虚食少,脾弱便溏,心慌,情绪低落。

核桃

[性味] 甘,温。

[功效] 补肾,温肺,润肠。

[主治] 腰膝酸软,阳痿遗精,虚寒喘咳,大便秘结。

桂圆

[性味] 甘,温。

[功效] 益心脾,补气血,安神。

[主治] 治失眠,健忘,惊悸。

百合

[性味] 甘,微寒。

［功效］润肺止咳，清心安神。

［主治］咳嗽，咽干；虚烦惊悸，神志恍惚。

莲子

［性味］甘涩，平。

［功效］养心，益肾，补脾，涩肠。

［主治］夜寐多梦，遗精，下痢，女性月经或带下多。

薏苡仁

［性味］甘淡，凉。

［功效］健脾，补肺，清热，利湿。

［主治］泄泻，关节屈伸不利，水肿，白带。

蜂蜜

［性味］甘，平。

［功效］补中，润燥，止痛，解毒。

［主治］肺燥咳嗽，肠燥便秘，口疮，汤火烫伤。

银杏

［性味］甘，苦，涩，平。

［功效］敛肺定喘，止带浊，缩小便。

［主治］痰多喘咳，带下白浊，尿频。

黑木耳

［性味］甘，平。

［功效］凉血，止血。

［主治］肠风下利，尿血，痔疮。

黑芝麻

［性味］甘，平。

［功效］补肝肾，益精血，润肠燥。

［主治］头晕眼花，耳鸣耳聋，白发、脱发，肠燥便秘。

四、常用补药

人参

种类:野山参、移山参、生晒参、白参、西洋参、红参、高丽参。另:人参条、人参须、皮尾参。

[性味] 甘,微温。

[功用] 大补元气,补脾益肺,生津止渴,安神增智。

[主治] 各种气虚证。

[用量用法] ①治疗用量为 5～30g,宜文火另煎取汁兑入其他汤药内饮服。②研粉吞服,每次 1～2g,日服 2～3 次。③养生保健则研末服,每次 0.5～1g,每日 2 次。④人参片含化,每次 2～4 片。⑤人参饮片开水浸泡,代茶饮用。⑥药膳或药酒。

[注意事项] ①不宜食生萝卜和浓茶。②"人参滥用综合征":长期或过量服用导致兴奋、烦躁、失眠、头痛、腹胀、血压升高等不良反应。③素体阴虚火旺或内有实热之人不宜服用。

西洋参

[性味] 甘,微苦,凉。

[功用] 补气养阴,清火生津。

[主治] ①气阴两伤:倦怠乏力,口干舌燥,大便干结等。②阴虚火旺:干咳少痰或痰中带血,短气喘促等。③热病气津两伤:身热汗多,口渴心烦,体倦少气等。

[用量用法] 常用 3～5g,另煎取汁饮服。亦可用开水泡服,或直接购服洋参制剂。

[注意事项] ①西洋参性偏凉,中焦脾胃虚寒、腹部冷痛、泄泻的人不宜服用。②不宜与藜芦同用。

黄芪

黄芪为豆科植物内蒙黄芪或膜荚黄芪的根。原名黄耆,李时珍说:"耆者,长也,黄耆色黄,补药之长,故名。"以内蒙野生黄芪为佳品。原药材直接切片名生黄芪;蜜制后名炙黄芪。

[性味] 甘,微温。

[功用] 健脾补中,升阳举陷,益气固表,利尿,托毒生肌。

[主治] ①脾肺气虚;反复外感发热,容易疲劳,经常腹泻等症(炙黄芪)。②气虚自汗,或疮疡溃破后疮口不易愈合(生黄芪)。

[用量用法] 汤剂 10~15g,大剂量 30~60g;亦可入丸、散,或熬膏服;或与鸡、鸭、鸽子等食物炖服。

[注意事项] 黄芪性温,有生热助火之弊,故凡脘腹胀满、食积不消或阴虚火旺、疮疡痈疽热毒者慎用或禁用。

枸杞子

茄科植物宁夏枸杞和枸杞的成熟果实。古人有枸杞久服坚筋骨,轻身不老,令人长寿之说,故有"却老"、"天精"、"地仙"等美称。产地以宁夏枸杞质量最好。

[性味] 甘,平。

[功用] 滋补肝肾,补益精血,明目,生津润肺。

[主治] ①肾精亏损:头晕目眩,耳鸣如蝉,腰膝酸软,须发早白,耳聋齿松等。②肝血不足:视力减退或视物模糊,或内障目昏等。

[用量用法] 汤剂 6~15g。也入丸、散、膏、酒或药膳。

[注意事项] 枸杞子滑肠,脾胃虚泄泻者慎用。

冬虫夏草

冬虫夏草是麦角菌科冬虫夏草菌的子座,寄生在虫草蝙蝠蛾科昆虫幼虫上的子座及幼虫的尸体的复合体,简称"虫草"。"虫"的部分是虫草蝙蝠蛾的尸体;"草"的部分是冬虫夏草菌从虫头部伸出的子座。因其独特的生长方式和作用,被看作稀世珍宝,称为"抗衰老仙丹",故身价不菲。

[性味] 甘，平。

[功用] 补肾益肺，止血化痰。

[主治] ①肾阳不足：阳痿遗精，腰膝酸痛，病后虚损等。②肺肾两虚：咳嗽，咯血，气喘，自汗盗汗，老年虚喘等。③预防和治疗肿瘤或放疗、化疗引起的体质下降等。④长期服用可延缓衰老或辅助治疗老年病。

[用量用法] 常用5～10g，煎汤服；3～5根与鸡、鸭、猪肉等炖服；也可入丸、散、酒剂。

[注意事项] 本品阴阳平补，但价格昂贵，购买时应注意鉴别，最好到药店购买，以免上当受骗。

阿胶

阿胶是用马科动物驴的皮，经漂泡去毛熬制而成的胶块。以产于山东省东阿者品质最佳，故名阿胶。民间将它与人参、鹿茸一起并称为冬令进补"三宝"，有很好的滋补强壮作用，尤擅长治疗妇女各种出血及胎产病证，故被誉为"补血圣药"，"安胎圣药"。

[性味] 甘，平。

[功用] 补血止血，滋阴润肺。

[主治] ①血虚证：面色萎黄，爪甲苍白，头晕眼花，心悸失眠等。②出血证：咯血、吐血、尿血、便血、衄血等。③肺虚燥咳：干咳少痰或无痰或痰中带血，口燥咽干，心烦口渴等。

[用量用法] 常用量5～15g。加适量黄酒，隔水蒸炖烊化成液体后服用。

[注意事项] 阿胶质地黏腻有碍消化，故脾胃虚弱、消化不良者不宜应用。

石斛

别名枫斗、铁皮枫斗。

[性味] 甘，微寒。

[功用] 养阴清热，益胃生津。

［主治］各种热病津伤证或阴津不足证。

［用量用法］汤剂常用 10～15g。鲜用 15～30g。

附：卫生部对药品、食品运用规定

附1：既是食品又是药品名单（按笔划顺序排列，共有87味）

丁香、八角茴香、刀豆、小茴香、小蓟、山药、山楂、马齿苋、乌梢蛇、乌梅、木瓜、火麻仁、代代花、玉竹、甘草、白芷、白果、白扁豆、白扁豆花、龙眼肉（桂圆）、决明子、百合、肉豆蔻、肉桂、余甘子、佛手、杏仁（甜、苦）、沙棘、牡蛎、芡实、花椒、赤小豆、阿胶、鸡内金、麦芽、昆布、枣（大枣、酸枣、黑枣）、罗汉果、郁李仁、金银花、青果、鱼腥草、姜（生姜、干姜）、枳椇子、枸杞子、栀子、砂仁、胖大海、茯苓、香橼、香薷、桃仁、桑叶、桑椹、橘红、桔梗、益智仁、荷叶、莱菔子、莲子、高良姜、淡竹叶、淡豆豉、菊花、菊苣、黄芥子、黄精、紫苏、紫苏籽、葛根、黑芝麻、黑胡椒、槐米、槐花、蒲公英、蜂蜜、榧子、酸枣仁、鲜白茅根、鲜芦根、蝮蛇、橘皮、薄荷、薏苡仁、薤白、覆盆子、藿香。

附2：可用于保健食品中的药品名单（按笔划顺序排列，共114味）

人参、人参叶、人参果、三七、土茯苓、大蓟、女贞子、山茱萸、川牛膝、川贝母、川芎、马鹿胎、马鹿茸、马鹿骨、丹参、五加皮、五味子、升麻、天门冬、天麻、太子参、巴戟天、木香、木贼、牛蒡子、牛蒡根、车前子、车前草、北沙参、平贝母、玄参、生地黄、生何首乌、白及、白术、白芍、白豆蔻、石决明、石斛（需提供可使用证明）、地骨皮、当归、竹茹、红花、红景天、西洋参、吴茱萸、怀牛膝、杜仲、杜仲叶、沙苑子、牡丹皮、芦荟、苍术、补骨脂、诃子、赤芍、远志、麦门冬、龟甲、佩兰、侧柏叶、制大黄、制何首乌、刺五加、刺玫果、泽兰、泽泻、玫瑰花、玫瑰茄、知母、罗布麻、苦丁茶、金荞麦、金樱子、青皮、厚朴、厚朴花、姜黄、枳壳、枳实、柏子仁、珍珠、绞股蓝、胡芦巴、茜草、荜茇、韭菜子、首乌藤、香附、骨碎补、党参、桑白皮、桑枝、浙贝母、益母草、积雪草、淫羊藿、菟丝子、野菊花、银杏叶、黄芪、湖北贝母、番泻叶、蛤蚧、越橘、槐实、蒲黄、蒺藜、蜂胶、酸角、墨旱莲、熟大黄、熟地黄、鳖甲。

中医养生观

目前，人们对自身健康状态的关注已从"已病图治"转变为"未病先防"。而基于"治未病"理论的中医养生理念也源远流长，早在《黄帝内经》就提出"圣人不治已病治未病"，《金匮要略》也提出"上工治未病"等。经过后世历代医家的努力和发展，不断丰富中医养生保健的内涵，使中医养生经过几千年的实践积累了大量的方法和手段。

一、养生概论

养生一词，出自《吕氏春秋》，谓"知生也者，不以害生，养生之谓也"。同时列举了害生的"三患"，即"出则以车，入则以辇，务以自佚，命之曰'招蹶之机'。肥肉厚酒，务以自强，命之曰'烂肠之食'。靡曼皓齿，郑卫之音，务以自乐，命之曰'伐性之斧'。三患者，富贵之所致也"。就是说好逸恶劳、恣食酒肉、奢侈腐化的生活方式是不可取的。

如何去定义养生呢？简单来讲，养生就是大家在生活中保养生命，是一种健康的生活方式。在生活中，我们经常会听老人讲"淋雨喝姜汤，吃饭不说话，走路不交谈"、"春冻骨头秋冻肉"、"冬吃萝卜夏吃姜"等，这就是养生。

中国文化(包括中医学)中有丰富的养生知识。成语"曲突徙薪"出自《汉书》,原为"曲突徙薪无恩泽,焦头烂额为上客",就是告诉人们要事先采取措施,才能防止灾祸。《黄帝内经》中强调的"圣人不治已病治未病,不治已乱治未乱,此之谓也。夫病已成而后药之,乱已成而后治之,譬犹渴而穿井,斗而铸锥,不亦晚乎。"意思是在未生病时就要积极预防,等到已经生了病再去治疗,就已经晚了。这些都表明养生具有防微杜渐的作用。

养生是一个既古老又时尚的话题。《吕氏春秋》好像离我们有点远了,现在呢? 请看以下一组数据:1949 年,国民期望寿命为 36 岁,2010 年为 73.1 岁;1951 年,北京、天津的心脏病患者当中,冠心病只占 1%,而现在,冠心病占了心脏病的 80% 以上;近年统计我国人群中肥胖占 23.2%,与 1992 年相比,肥胖人群上升 83.9%,与此同时糖尿病患者急剧增加。从数据上来看,我们的生活水平在提高,我们的寿命在延长,与此同时,"三高"(高血压、高血脂、高血糖)患者增加,难道生活水平越好身体反而越容易得病吗? 其实是我们没有把握好度,也就是我们没有有意识地管理自己的身体,把握好了就是养生,把握不好,就是害生。以糖尿病为例,要让血糖控制得好,除了药物,更重要的是"管住嘴,迈开腿",可实际中呢? 食不厌珍,行必有车。所以近年来,养生越来越热。从国家层面上来讲,成立了中医"治未病"中心;从社会层面上来讲,各种体检中心、健康会所如雨后春笋;从个人层面上讲,服用保健食品和保健药品已是家常便饭。甚至还出现了盲目追逐绿豆以期治病养生的"豆你玩"闹剧,打开网页就能看到"晚上吃生姜,如同服砒霜"的盲目跟帖,这些有的是打着中医养生的旗号在招摇撞骗,有的是对中医养生的理解存在偏差,结果养生不成反致病。现在我们就以《黄帝内经》为例解读中医养生观。

二、养生原则

《黄帝内经》中的养生内容非常丰富,我们先来看一看"上古天真论"

的第一段，其中言道："上古之人，其知道者，法于阴阳，和于术数，食饮有节，起居有常，不妄作劳，故能形与神俱，而尽终其天年，度百岁乃去。今时之人不然也，以酒为浆，以妄为常，醉以入房，以欲竭其精，以耗散其真，不知持满，不时御神，务快其心，逆于生乐，起居无节，故半百而衰也。"在物质匮乏的远古时代，懂得养生之道的人能"尽终其天年，度百岁乃去"，不懂养生的人则"半百而衰"。在物质极丰富的今天呢？如果大家有兴趣，可以去查查上海市百岁以上老人的生活习惯以及猝死白领的生活习惯，与《黄帝内经》前面的描述基本一致。这说明什么？说明《黄帝内经》所揭示的养生原则在今天仍有积极的指导意义。我们对上面的文字按其内容顺序可以将中医养生观概括为以下几点。

天人相应——顺应自然，适时养生

中医认为"天地合气，命之曰人"、"人以天地之气生，四时之法成"，是将个体人的生命置于大自然中来观察的，形成了中国传统文化以自然为中心的特质。"法于阴阳"、"和于术数"让你想到了什么？最直接的就是阴阳八卦、河图洛书，这些是对大自然规律的总结。其实我们看一下《黄帝内经》前三章的篇名就能明白，第一章"上古天真论"，第二章"四气调神大论"，第三章"生气通天论"，"天真"、"四气"、"通天"就是在讲天人相应。所以中医养生的第一原则就是要遵循天人相应，我们要依据季节更替、昼夜变化、地域高下、水质土壤、植被绿化而进行积极的防护，特别是要注意季节与昼夜规律。

节食慎精——食饮有节，房事有度

《孟子》中有"食、色，性也"，讲的是饮食与性生活是人类的基本需要，所以有个词叫"饮食男女"。

俗话讲"人是铁，饭是钢，一顿不吃饿得慌"，用《黄帝内经》的话来讲就是："平人之常气禀于胃，胃者，平人之常气也"，"谷不入，半日则气衰，一日则气少矣"。上了年纪的人对20世纪六十年代的三年困难时期肯定还有印象，年轻人可以去看看冯小刚拍的电影《一九四二》。饥饿感给人带来的影响往往伴随终身,所以一般情况下人会多吃,即《黄帝内经》所讲的"饮食自倍,肠胃乃伤","自倍"二字非常重要,所以饮食首先要控制的是量,生活中"一顿吃伤,十顿喝汤"、"若要小儿保平安,常带三分饥与寒"讲的就是这个道理。《论语》讲"食不厌精,脍不厌细",在吃饱之后,人必然要思考怎样吃才最合理,怎样吃才最健康,甚至怎样吃才能防病治病?《黄帝内经》讲"五谷为养,五果为助,五畜为益,五菜为充,气味合而服之,以补精益气",也就是饮食要均衡、合理。

中医认为生命起源于于男女生殖之精的结合,《黄帝内经》描述了肾精对机体的生长发育以及性事功能和生殖功能的成熟与维持,有着至关重要的作用。今天所说的"性医学",在古代称为"房中",《汉书》记载医学分为神仙、房中、医经、经方四个流派,房中是作为学问来研究的,健康的性爱可以增强夫妻感情,缓解不良心理反应,使人乐观向上,健康长寿。调查统计表明,有正常性爱者比禁欲独身者平均寿命要长。古人言"房中之事,能杀人,能生人,故知能用者,可以养生",药王孙思邈认为"恣其情欲,则命如朝露也",所以"上士别床,中士异被,服药百裹,不如独卧",欲不可纵,须节欲保肾固精。要注意年龄、环境、劳倦、醉酒及妇女经期、孕期、哺乳期等房事宜忌。

动静结合——起居有常,劳逸有度

中国传统养生既有以"流水不腐,户枢不蠹"为代表的"动养生",如五禽戏、太极拳;又有道家"致虚极,守静笃"的"静养生"理论,这看似相反的主张,恰恰说明了养生要动静结合。动静结合,不仅仅是身体有动有静、劳逸有度,更要身欲常动而心欲常静。今天呢?因为依赖交通工具,因为空调过用,因为电视电脑,因为都市夜生活,我们已经更贴近《黄帝内经》所描述的"久视伤血,久卧伤气,久坐伤肉"了,是心不静、身不动的"动静结合"了。"日出而作,日落而息"的传统生活规律可以说是最好的动静结合,"日出而作"是适度运动以练体,即"养性之道,常欲小劳,但莫大疲及强所不能堪耳",运动要注意环境的变化;"日落而息"是充足睡眠以强身,即"养生之诀，当以睡眠为先。睡能还精，睡能养气，睡能健脾益胃，睡能坚骨强筋"。现实中，一动不动的人很少，而夜不安寐的人却日趋普遍，除运动和服药调治外，需要做好睡前准备工作。一是睡前要静心，古人常讲"寝不语"、"先睡心，后睡眼"；二是睡前不宜过饱，《黄帝内经》讲"胃不和则卧不安"，民间也有"晚饭少一口，活到九十九"；三是睡前不宜饮茶，特别是老年人，不仅是因为茶叶中的咖啡因能兴奋中枢，使人难以入睡，更因水摄入过多而频频起夜会影响睡眠；四是睡前可温水洗脚与足底按摩，不仅有利于消除疲劳，提高睡眠质量，还能防治心脑血管疾病。别忘了，人生有三分之一的时间是在睡眠中度过的。

形神合一——善心常乐，节欲怡情

"幸福指数"是今天的一个新鲜词儿，其实幸福指数是很难测定的，因为它是人的感觉，是人的精神意识、心理活动。中医讲人身有三宝：精，气，神。《黄帝内经》云"得神者昌，失神者亡"，"恬淡虚无，真气从之，精神内守，病安从来"，如何得神养神呢？从传统文化及中医学来看：首先，要修德行善，要学会感恩、学会爱人、乐于奉献，"大德必得其寿"、"德润身"、"仁者寿"，即"为人不做亏心事，半夜不怕鬼敲门"。其次，要自强不息、快乐永驻，人有七情六欲，也有旦夕祸福，喜怒哀乐在所难免，需要主动地控制和调节情志活动，所谓"大喜荡心，微抑则定；甚怒烦性，稍忍即歇"，调控不当，不仅伤人，亦会害己。刘海粟曾作对联"宠辱不惊，任庭前花开花落；去留无意，看天上云卷云舒"，可谓深得其意。除了控制情志，古今养生家多用娱乐移情法来调畅情志，所谓"琴医心，花医肝，香医脾，石医肾，泉医肺，剑医胆"。再次，要节欲知足，古人认为"善养生者，先除欲念"。《黄帝内经》言"志闲而少欲，心安而不惧，形劳而不倦，气从以顺，各从其欲，皆得所愿，故美其食，任其服，乐其俗，高下不相慕"，则"能年皆度百岁，而动作不衰"。《道德经》也告诫我们"祸莫大于不知足，咎莫大于欲得"，环顾一个个高官落马记，莫不因于贪欲。最后，中医学认为生命是形神合一的，形之不存，神将安附？节食慎精、动静结合，正是积精全神之法。

因人而异——体质有别，各有所宜

世界没有两片完全相同的叶子，也不存在两个完全相同的个体。21世纪的医学模式将从"疾病医学"转向"健康医学"，并从"群体治疗"向"个体治疗"转化，就要求必须关注个体的独特性，也就是体质的差异性。《黄帝内经》的"阴阳二十五人"按照体形、禀赋、肤色、性格等将体质分为25种类型，其他篇章还有五分法、三分法等不同类型。《景岳全书》更是列出了不同体质的不同饮食宜忌，提示养生也必须辨别体质，详见《中医体质学》章节。

治病及当——早治防变，治疗适当

《黄帝内经》既强调"圣人不治已病治未病，不治已乱治未乱，此之谓也。夫病已成而后药之，乱已成而后治之，譬犹渴而穿井，斗而铸锥，不亦晚乎"，即生病之前应积极预防；又强调"邪风之至，疾如风雨，故善治者治皮毛，其次治肌肤，其次治筋脉，其次治六府，其次治五藏，治五藏者，半死半生矣"，即生病之后应早治防变。

近年来癌症发病率越来越高，有研究表明：三分之一的癌症如果早期发现可以治愈，三分之一的癌症如果治疗得当可以控制，三分之一的癌症只能束手待毙。如何才能及早发现及时治疗呢？一是要有健康体检的意识，二是要有小病也要重视不能拖延的习惯。反复音哑可能是鼻咽癌，长期便秘可能是肠癌，反复发热也可能是癌症晚期。中医讲"是药三分毒"，放化疗药物更是毒性猛烈，抗生素、激素等也危害不小，只有适当治疗而不过度治疗，才能治病而不致病，或带病延年，不少癌症患者就是因为放化疗过度而致猝死，很多慢性咳嗽患者迁延不愈也是因为感冒早用、过用抗生素所致，或许中医所讲的"有病不治，常得中医"可给现代的过度治疗提供借鉴。

三、养生意义

中国的文化是"格物、致知、诚意、正心、修身、齐家、治国、平天下"的家国文化，所以养生的意义小而言之，有利于个人身心健康，益寿延年。大而言之，有利于群体健康、民族兴旺、社会和谐。

人生活在自然环境与社会环境之中，养生也必须要从自然环境与社会环境中着手。中医的整体观念对养生的指导意义在于，我们要清楚地认识到，养生要有环保意识，在社会和个人的共同努力下创造一个良好的生存环境；养生要在专业医疗机构和技术发展的基础上，在专业人员指导下，与临床治疗起互补作用；养生最重要的是形成一种良好的生活习惯，是身体力行的自身养生，并带动帮助他人养生。

中医养生的内容非常丰富，简言之可概为"三则五要"，"三则"为：一，不可过累；二，不可太贪；三，不可太懒。"五要"分别为：好好吃饭，好好睡觉，多晒太阳，多做运动，乐观情绪。

不同人群中医调养

儿　童

儿童是朝阳，是花朵，是人类的未来与希望。儿童的健康成长关系到一个民族、一个国家的昌盛与兴旺。随着社会对儿童保健、防病治病意识的提高，儿童的中医保健工作越来越成为社区医疗的一项重点。

一、小儿年龄分期

儿童生命活动的开始起于胚胎。新生命形成之后，始终处在生长发育的动态过程中。不同年龄的小儿，其形体、生理、病理方面各有其不同特点，由于受不同的环境、气候、生活条件等影响，各年龄组小儿患病种类、病理变化、临床表现也各有差异，因而对养育、保健、疾病防治等都有着不同的要求。古代医家对小儿年龄的分期，最早见于《黄帝内经》，提出"十八已上为少，六岁已上为小"，现代将18岁以内均作为儿科就诊范围，并根据小儿生长发育的特点，将整个小儿时期划分为7个阶段。

1. 胎儿期　从男女生殖之精相合而受孕，直至分娩，属于胎儿期。胎龄从孕妇末次月经的第一天算起为40周，280日，以4周为1个妊娠月，俗称"怀胎十月"。

2. 新生儿期　从出生至满28日，称为新生儿期。

3. 婴儿期　出生 28 日后至 1 周岁为婴儿期。

4. 幼儿期　1 周岁后至 3 周岁为幼儿期。

5. 学龄前期　3 周岁后到 7 周岁为学龄前期,也称幼童期。

6. 学龄期　7 周岁后至青春期来临(一般为女 12 岁,男 13 岁)称学龄期。

7. 青春期　青春期受地区、气候、种族等影响,有一定差异,一般女孩自 11～12 岁到 17～18 岁,男孩自 13～14 岁到 18～20 岁。近几十年来,小儿进入青春期的平均年龄有提早的趋势。

二、0～6 岁儿童生长发育

体格生长

1. 体重　测量体重,应在清晨空腹、排空大小便、仅穿单衣的状况下进行,小婴儿采取卧位,幼儿站立位测量体重。

小儿体重的增长不是匀速的,年龄愈小,增长速率愈高。出生时体重约为 3kg,出生后的前半年平均每月增长约 0.7kg,后半年平均每月增长约 0.5kg,1 周岁以后平均每年增加约 2kg。一般可用以下公式推算小儿体重:

$$<6 \text{ 个月体重(kg)} = 3 + 0.7 \times \text{月龄}$$

$$7～12 \text{ 个月体重(kg)} = 7 + 0.5 \times (\text{月龄} - 6)$$

$$1 \text{ 岁以上体重(kg)} = 8 + 2 \times \text{年龄}$$

体重可以反映小儿体格生长状况和衡量小儿营养情况,并且是临床用药量的主要依据。

体重增长过快常见于肥胖症,体重低于正常均值的 85% 者为营养不良。

2. 身高　出生时身长约为 50cm。生后第一年身长增长最快,约 25cm,其中前 3 个月约增长 12cm。第二年身长增长速度减慢,约 10cm。

2周岁后至青春期身高(长)增长平稳,每年约7cm。

身高(长)增长与种族、遗传、体质、营养、运动、疾病等因素有关,身高的显著异常是疾病的表现,如身高低于正常均值的70%,应考虑侏儒症、克汀病、营养不良等。身高的突然快速增长,要考虑青春期的提前(性早熟)。

3. 囟门   囟门有前后2个,前囟应在小儿出生后的12～18个月闭合。后囟在部分小儿出生时就已闭合。未闭合者正常情况应在出生后2～4个月内闭合。

囟门反映小儿颅骨间隙闭合情况,对某些疾病的诊断有一定意义。囟门早闭且头围明显小于正常者,为头小畸形;囟门迟闭及头围大于正常者,常见于解颅(脑积水)、佝偻病等。

4. 头围   自双眉弓上缘处,经过枕骨结节,绕头1周的长度为头围。足月儿出生时头围为33～34cm,出生后前3个月和后9个月各增长6cm,1周岁时为46cm,2周岁时为48cm,5周岁时增长至50cm,15岁时接近成人,为54～58cm。

头围太小与脑的发育有关。头围小者提示脑发育不良,头围增长过速则常提示为解颅。

5. 胸围   胸围的大小与肺和胸廓的发育有关。

新生儿胸围为32cm。1岁时为44cm,接近头围,2岁后胸围渐大于头围。一般营养不良或缺少锻炼的小儿胸廓发育较差,胸围超过头围的时间较晚;反之,营养状况良好的小儿,胸围超过头围的时间较早。

6. 牙齿   人一生有2副牙齿,即乳牙(20颗)和恒牙(32颗)。出生后4～10个月乳牙开始萌出,出牙顺序是先下颌后上颌,自前向后依次萌出。乳牙约在2～2.5岁出齐。6岁左右开始萌出第1颗恒牙,自7～8岁开始,乳牙按萌出先后逐个脱落,代之以恒牙。出牙时间推迟或出牙顺序混乱,常见于佝偻病、呆小病、营养不良等。

7. 呼吸、脉搏、血压   儿童的呼吸、脉搏比成人快,血压比成人低。

智能发育

1. 感知发育

(1) 视觉:新生儿视觉在 15～20cm 距离处最清晰,可短暂地注视和反射地跟随近距离内缓慢移动的物体;3 个月时头眼协调好;6 个月时能转动身体协调视觉;9 个月时出现视深度感觉,能看到小物体;1 岁半时能区别各种形状;2 岁时能区别垂直线与横线,目光跟踪落地的物体;5 岁时可区别各种颜色;6 岁时视深度已充分发育。

(2) 听觉:新生儿出生 3～7 日听觉已相当良好;3 个月时可转头向声源;4 个月时听到悦耳声音会有微笑;5 个月时对母亲语声有反应;8 个月时能区别语声的意义;9 个月时能寻找来自不同方向的声源;1 岁时能听懂自己的名字;2 岁时能听懂简单的吩咐;4 岁时听觉发育完善。

2. 运动发育　小儿运动发育有赖于视感知的参与,与神经、肌肉的发育有密切的联系。发育顺序是由上到下、由粗到细、由不协调到协调进展的。新生儿仅有吮吸、吞咽等反射性活动和不自主的活动;1 个月时小儿睡醒后常作伸懒腰动作;2 个月时扶坐或侧卧时能勉强抬头;4 个月时可用手撑起上半身;6 个月时能独坐片刻;8 个月时会爬;10 个月时可扶走;12 个月时能独走;18 个月时可跑步和倒退行走;24 个月时可双足并跳;36 个月时会骑三轮车。

手指精细运动的发育过程为:新生儿时双手握拳;3～4 个月时可自行玩手,并企图抓东西;5 个月时眼与手的动作取得协调,能有意识地抓取面前的物品;5～7 个月时出现换手与捏、敲等探索性的动作;9～10 个月时可用拇指、示指拾东西;12～15 个月时学会用匙,乱涂画;18 个月时能摆放 2～3 块方积木;2 岁时会粗略地翻书页;3 岁时会穿简单的衣服。

3. 语言发育　小儿语言发育要经过发音、理解与表达 3 个阶段。新生儿会哭叫;2 个月能发出和谐喉音;3 个月发出咿呀之声;4 个月能发出笑声;7～8 个月会发复音。如"妈妈"、"爸爸"等;1 岁时能说出简单的生活用语,如吃、走、拿等;1 岁半时能用语言表达自己的要求;2 岁后能简单地交谈；5 岁后能用完整的语言表达自己的意思。

4. 性格发育　婴儿时期由于一切生理需要必须依赖于成人的照顾，因而随之建立的是以相依情感为突出表现的性格。2～3 个月的小儿以笑、停止啼哭、伸手、眼神或发出声音等表示见到父母的愉快；3～4 个月会对外界感到高兴的事情表现出大笑；7～8 个月会对不熟悉的人表现出认生；9～12 个月会对外界不同的事情作出许多不同的面部表情反映；18 个月的小儿逐渐建立了自我控制能力，在成人附近可以较长时间独自玩耍。

幼儿时期由于已经能够行走，并且具备了一定的语言表达能力，性格的相依性较前减弱。但由于幼儿的行为能力和语言表达能力都非常有限，仍对成人有很大的依赖性，因此表现为相依情感与自主情感或行为交替出现的性格特征。小儿在 2 岁左右就表现出对父母的依赖性减弱，不再认生，较前易与父母分开；3 岁后可与小朋友做游戏，能表现出自尊心、害羞等。

三、生理及病因、病理特点

小儿自出生到成人，始终处于不断的生长发育过程中，年龄越小，生长发育越快。小儿无论是在形体、生理方面，还是在病因、病理及其他方面，都与成人有着显著的不同。归纳起来：生理方面主要表现为脏腑娇嫩，形气未充；生机蓬勃，发育迅速。病因方面主要表现为外感、食伤、先天因素居多。病理方面主要表现为发病容易，传变迅速；脏气清灵，易趋康复。

生理特点：脏腑娇嫩，形气未充；生机蓬勃，发育迅速

小儿机体脏腑的形态尚未成熟、各种生理功能尚未健全。脏腑柔弱，对病邪侵袭、药物攻伐的抵抗和耐受能力都较低。如小儿与成人相比易于感受风寒或风热之邪，出现发热、鼻塞流涕、咳嗽等症；又如对小儿使用攻伐之品,与成人相比用量小、禁忌多。小儿形、气均未充盛,人体的各种生命现象还不能完全表达,如小儿的语言能力、行为能力都较成人差,生殖能力尚未具备等。

小儿的机体,无论是在形态结构方面,还是在生理功能方面,都在不断地、迅速地发育成长。如小儿的身长、胸围、头围随着年龄的增加而增长,小儿的思维、语言、动作能力随着年龄的增加而迅速地提高。小儿的年龄越小,这种蓬勃的生机就越明显。

病因特点:以外感、食伤和先天因素居多

就小儿群体而言,不同年龄对不同病因的易感程度也不同,年龄越小对六淫邪气的易感程度越高,年龄越小伤于乳食的情况也越多。

1. 外感　由于小儿为稚阴稚阳之体,脏腑娇嫩,又寒温不知自调,因而与成人相比,小儿更易被"六淫"邪气所伤。为纯阳之体,六气易从火化,小儿感受外邪以热性病证为多。

疫疬是一类具有强烈传染性的病邪,小儿形气未充,御邪能力较弱,是疫疬邪气传染的易感群体,容易形成疫病(传染病)的发生与流行。

2. 乳食　小儿乳食不知自节,易为乳食所伤。因而小儿乳食贵在有序、有时、有节。由于家长喂养不当,或任意纵儿所好,饮食营养不均衡或过量,皆能使小儿产生脾胃病证。又常因小儿幼稚,不能自调、自控饮食,易于造成挑食、偏食。饮食不洁也是小儿发病的一个常见原因,小儿缺乏卫生知识,易于误食一些被污染的食物,引发肠胃疾病,如吐泻、腹痛、寄生虫病等。

3. 先天　先天因素是指小儿出生前已作用于胎儿的致病因素。遗传因素是小儿先天因素中的主要病因,父母的基因缺陷可导致小儿先天畸形、生理缺陷或代谢异常等。妇女受孕后,不注意养胎护胎,也是导致小儿出现先天性疾病的常见原因。

4. 情志　小儿心神怯弱,最常见的情志所伤是惊恐。当小儿乍见异物或骤闻异声时,容易导致惊伤心神,出现夜啼、心悸、惊惕、抽风等病证;

长时间的所欲不遂,缺少关爱,容易导致孤独忧郁等病证;家长对子女的过于溺爱,使儿童心理承受能力差,或者学习负担过重,家长期望值过高,都易于产生精神行为障碍类疾病(躁狂、多动等)。

5. 意外　小儿年龄幼小,没有或者缺乏生活经验以及对周围环境安全或危险状况的判断能力,因而容易受到意外伤害。例如:溺水、触电、烫伤,以及跌打扑损的外伤、误食毒物的中毒、不慎吸入异物的窒息等。

6. 其他　环境及食品污染或残留农药、激素含量超标等,已成为人们普遍关心的致病因素。如劣质奶粉导致儿童营养不良,化工厂边居住儿童血铅超标,新装修房屋内儿童哮喘、白血病发病率增加,激素类食物导致儿童性早熟等。

病理特点:发病容易,传变迅速;脏气清灵,易趋康复

小儿发病容易,突出表现在肺、脾、肾系疾病及传染病方面。小儿时期容易患感冒、咳嗽、肺炎喘嗽、哮喘等肺系病证,肺系疾病是儿科发病率最高的一类疾病。呕吐、泄泻、腹痛、积滞、厌食等脾系病证,其发病率在儿科居第二位。五迟、五软、解颅、遗尿、水肿等肾系疾病也非常常见。小儿一旦患病,则邪气易实,正气易虚,实证可迅速转化为虚证,虚证也可转化为实证,或虚实并见之证。如小儿肺炎喘嗽,初起可见发热、咳嗽、痰壅、气急、鼻煽之实证,若失治误治,则可迅速出现面白唇紫、肢冷色青、大汗淋漓、心悸等正虚邪陷、心阳虚衰之虚证(心力衰竭)。又如小儿泄泻,病起多因内伤乳食,或感受湿热之邪,可见脘腹胀满、泻下酸腐、小便短少、舌红苔腻、脉滑有力之实证,若失治误治,泄泻不止,则可迅速出现气阴两伤或阴竭阳脱之变证(脱水休克)。此等病情虚实变化之迅速,实为小儿所特有,因此儿童发病不宜拖延,应及时就诊,避免轻症变重症,常证兼并发症。

小儿虽有发病容易、传变迅速这不利的一方面,但一般说来,只要诊断无误,治疗及时,处理用药合理,护理适宜,病情好转的速度较成人为快,疾病治愈的可能也较成人为大。例如:小儿感冒、咳嗽、泄泻等病证多

数发病快好转也快,小儿哮喘、癫痫等病证虽病情缠绵,但其预后较成人相对为好。

四、0～6 岁儿童保健要点

新生儿保健

新生儿发病率和死亡率均为一生最高峰,因而,新生儿期保健,尤其是在生后 1 周之内的保健值得高度重视。

1. 脐部护理　新生儿脐部要保持清洁、干燥,让脐带残端在数日后自然脱落。在此期间,要注意勿让脐部为污水、尿液及其他脏物所侵,洗澡时勿浸湿脐部。

2. 洗澡　初生之后,一般当时用消毒纱布拭去体表的血迹,次日给小儿洗澡。洗澡水要用开水,待降温至比小儿体温略高时使用。洗浴时将小儿托于左手前臂,右手持纱布,蘸水后轻轻擦拭小儿体表。不要将小儿投入水中,以免浸湿脐部。洗毕后可在体表涂以少量消毒植物油或鱼肝油。第三日再给小儿洗浴,称为"三朝浴儿",浴毕将全身拭干,皮肤皱褶潮湿处扑以松花粉或爽身粉。洗浴时注意动作轻柔,防止冒受风寒。臀部经常清洗,保持皮肤清洁干燥,防止红臀。

3. 衣着　小儿刚出生,必须注意保暖,将室内温度保持在 22～24℃,湿度 55%～65%。新生儿衣着要适宜,应用柔软、浅色、吸水性强的棉布制作;衣服式样简单,容易穿换,宽松而不妨碍肢体活动;不用钮扣、松紧带,以免损伤娇嫩的皮肤。我国传统上夏季只给新生儿围一件布肚兜,既凉爽又护腹。天冷时将婴儿包入褓褓,包扎松紧要适宜。尿布也要柔软而且吸水性强,或使用一次性尿布,尿布外不可加用塑料或橡皮包裹。

4. 开奶　生后应早期让小儿吸吮乳房,鼓励母亲按需哺乳。早期开乳有利于促进母乳分泌,对哺乳成功可起重要作用。

小儿出生后的 2～3 日,母乳分泌不多,但也可满足婴儿的需要。若婴儿有明显的饥饿表现或体重减轻过多,可在哺乳后补授适量糖水或配方乳,但切不可以糖水或牛奶取代母乳。为了保证母乳喂养成功,必须坚持哺乳,代乳法不利于泌乳的建立。只有在无法由母亲喂养的情况下才用购置的配方乳喂养。

5. 祛除胎毒　胎毒,指胎中禀受之毒,主要指热毒。胎毒重者,出生时常表现为面目红赤、多啼声响、大便秘结等,易于发生丹毒、痈疖、湿疹、胎黄、胎热、口疮等病证。自古以来,就有给初生儿服用少量具有清热解毒作用的药液,可以减少发病的传统。常用的方法有:

银花甘草法:金银花 6g,甘草 2g,煎汤。用此药液拭口,并以少量给小儿喂服。

黄连法:黄连 2g。沸水适量浸泡或略煮,取汁滴入小儿口中。

大黄法:生大黄 3g。沸水适量浸泡或略煮。取汁滴入小儿口中。胎粪通下后停服。

6. 居家护理　新生儿卧室应定时开窗通风,保持室内空气清新。新生儿应有专用用具,食具用后要消毒,母亲在哺乳和护理前应洗手。家人患病者,不要接触新生儿。尽量减少亲友探视和亲吻,避免交叉感染。按时接种卡介苗和乙肝疫苗。注意防止因包被蒙头过严、哺乳姿势不当、乳房堵塞新生儿口鼻等造成新生儿窒息。

7. 其他　新生儿有几种特殊生理状态,不可误认为病态。新生儿上腭中线和齿龈部位有散在黄白色、碎米大小隆起颗粒,称为"马牙",会于数周或数月自行消失,不需挑刮。女婴生出后 3～5 日乳房隆起如蚕豆到鸽蛋大小,可在 2～3 周后消退,不应处理或挤压。女婴出生后 5～7 日阴道有少量流血,持续 1～3 日自止者,是为假月经,一般不必处理。新生儿两侧颊部各有一个脂肪垫隆起,称为"螳螂子",有助吮乳,不能挑割。还有新生儿生理性黄疸等,均属于新生儿的特殊生理状态。

婴儿期保健

婴儿期生长发育特别快,脾胃常显不足,合理喂养显得特别重要。婴儿期保健,要做好喂养、养护和预防接种等工作。

1. 喂养 婴儿喂养方法分为母乳喂养、人工喂养和混合喂养 3 种。

(1) 母乳喂养:母乳喂养的优点:①满足婴儿的营养需求,且易于消化吸收。母乳中含有适合婴儿消化吸收的各种营养物质,且比例合适;母乳中主要成分为乳蛋白,较其他乳类更易消化吸收;母乳的质、量能随着婴儿生长发育和需要而变化,以满足婴儿的需求。②增强免疫。母乳中含有多种免疫因子,具有增进婴儿免疫力、减少疾病的作用。③喂哺简便。母乳的温度适宜,不易污染,省时、方便、经济。④增进母婴的情感交流。母乳喂养的婴儿频繁地与母亲皮肤接触,接受爱抚,既有利于促进婴儿心理与社会适应性的发育;又便于观察小儿变化,随时照料护理。⑤母亲产后哺乳可产生催乳激素,促进子宫收缩而复元;可抑制排卵,有利计划生育;减少乳腺癌、卵巢癌的发病率。应当大力提倡母乳喂养。

每次哺乳前,应先做好清洁准备,包括给婴儿更换尿布,母亲洗手,清洁乳头。喂哺姿势宜取坐位,怀抱婴儿,将小儿头、肩部枕于母亲哺乳侧肘弯部,另一手拇指和其他四指分别放于乳房上、下方,喂哺时将整个乳房托起,使婴儿口含乳头及大部分乳晕而不堵鼻。每次哺乳,尽量让婴儿吸空一侧乳房后再吸另一侧。哺乳完毕后将婴儿抱直,头靠母肩,轻拍其背,使吸乳时吞入胃中的空气排出,可减少溢乳。

母乳喂养以按需喂养为原则。一般说来,第一、二个月不需定时喂哺,可按婴儿需要随时喂。此后按照小儿睡眠规律可每 2～3 小时喂 1 次,逐步延长到 3～4 小时 1 次,夜间逐渐停 1 次。一般 2 个月以内每 3 小时喂 1 次,昼夜 7～8 次;3～4 个月约 6 次。每次哺乳时间约 15～20 分钟。根据各个婴儿的不同情况,可适当延长或缩短每次哺乳时间,以吃饱为度。

母亲患急慢性传染病如肝炎、结核病等,重症心、肝、肾脏疾病,或身体过于虚弱者,不宜哺乳。乳头皲裂、感染时可暂停哺乳,但要吸出乳汁,以免病后无乳。

随着婴儿长大,母乳已不能满足小儿生长发育的需要,同时婴儿的脾胃功能也逐渐适应非流质食物，应予断奶。断奶时间视母婴情况而定，一般应从 4～6 个月添加辅食，使婴儿脾胃逐渐适应普通饮食，减少哺乳次数，然后在 10～12 个月时断奶。若母乳量多者也可适当延期。不可骤断。若正值夏季炎热或小儿患病之时，应适当推迟断奶。

（2）混合喂养：因母乳不足而且无法改善，需添喂牛、羊乳或其他代乳品时，称为混合喂养，或称部分母乳喂养。混合喂养的方法有两种：补授法与代授法。

补授法：每日母乳喂养的次数照常，每次先哺母乳，将乳房吸空，然后再补充一定量代乳品，直到婴儿吃饱。这种喂养方法可因经常吸吮刺激而维持母乳的分泌，因而较优。

代授法：每日内有 1 次至数次完全用乳品或代乳品代替母乳，称为代授法。使用代授法时，每日母乳哺喂次数最好不少于 3 次，维持夜间喂乳，否则母乳会很快减少。

（3）人工喂养

乳制品：根据当地习惯和条件选用动物乳，其中牛奶最为常用。

全脂奶粉是由鲜牛奶灭菌、浓缩、喷雾、干燥制成。按重量 1∶8（30g 奶粉加 240g 水），或按体积 1∶4（1 匙奶粉加 4 匙水）加开水调制成乳汁，其成分与鲜牛奶相似。

牛奶所含营养成分与人奶有差别。所含蛋白质较多，但以酪蛋白为主，在胃内形成凝块较大，不易消化。含乳糖较少，故喂食时最好加 5％～8％的糖。婴儿每日约需加糖牛奶 110ml/kg，需水每日 150ml/kg。例如：3 个月婴儿，体重 5kg，每日需喂鲜牛奶 550ml，内加蔗糖 40g，另需加喂温开水、果汁 200ml。一般小儿全日鲜牛奶喂哺量以不超过 800ml 为宜，能量供给不足时可增补辅助食品。小于 5 个月的婴儿喂牛奶宜适当加水稀释，2 周以内加 1/2 水，以后逐渐过渡到 1/3 或 1/4，若用米汤稀释则更好。需要注意的是，人工喂养也要按小儿食欲的强弱、体重的增减以及粪便的性状而调节数量。

代乳品：大豆类代乳品营养价值较谷类代乳品为好。制备时应补足所缺成分，可用作 3～4 个月以上婴儿的代乳品。3 个月以下婴儿因不易消化，最好不用豆类代乳品。

豆浆：用 500g 大豆制成豆浆约 3000ml。每 1000ml 豆浆加食盐 1g、乳酸钙 2g、淀粉 20g、蔗糖 60g，煮沸 20 分钟，待温喂用。开始喂哺时可加 1 倍水稀释，如无消化不良可逐渐减少水分。豆制代乳品如 5410 代乳粉、多维乳儿粉等也适合婴儿使用，对患有乳糖不耐受症、半乳糖血症及对牛乳蛋白过敏的小儿尤其适用。

米、面制品如乳儿糕、糕干粉等，大多含碳水化合物高，而蛋白质、脂肪过少，所含必需氨基酸也不完善，一般只宜作为辅助食品。使用时要加入一定量豆粉、蛋粉、鱼蛋白粉或奶粉及植物油，以增加其营养价值。

（4）添加辅食：无论母乳喂养、人工喂养还是混合喂养的婴儿，都应按时于一定月龄添加辅助食品。单纯母乳喂养的小儿在 4 个月后应添加辅食。

添加辅助食品的原则：由少到多，由稀到稠，由细到粗，由一种到多种，在婴儿健康、消化功能正常时逐步添加。添加辅食的顺序可参照表 2。

表 2　添加辅食顺序

月　　龄	添加的辅食
1～3 个月	鲜果汁；青菜水；鱼肝油制剂
4～6 个月	米糊、乳儿糕、烂粥；蛋黄、鱼泥、动物血；菜泥、水果泥
7～9 个月	烂面、烤馒头片、饼干；碎菜、鱼、蛋、肝泥、肉末
10～12 个月	稠粥、软饭、挂面、馒头、面包；碎菜、碎肉、油、豆制品等

2. 婴儿养护

（1）起居作息：《备急千金要方》说："宜时见风日，若都不见风，则令肌肤脆软……凡天和暖无风之时，令母将儿于日中嬉戏，数见风日，则血凝气刚,肌肉牢密,堪耐风寒,不致疾病。"阳光及新鲜空气是婴儿成长不可缺少的,要坚持带孩子到户外活动,才能增强小儿体质,增强对疾病的抵抗力。

婴儿衣着不可过暖,《诸病源候论》说:"小儿始生,肌肤未成,不可暖衣,暖衣则令筋骨缓弱。"衣着要宽松,不可紧束而妨碍气血流通,影响发育。

婴儿要有足够的睡眠,同时要掌握婴儿睡眠时间逐渐缩短的生理特点,在哺乳、戏耍等的安排上,注意有利于使之逐步形成夜间以睡眠为主、白天以活动为主的作息习惯。

要做好婴儿的清洁卫生,早晚洗脸、洗脚和臀部,有条件者每天沐浴,勤换衣裤。

(2)早期教育:家长应为婴儿提供运动的空间和机会,促进其动作的发展。要对婴儿逐步进行大小便训练,当大便次数减为每日1~2次时,即可开始训练定时大便;小便训练从6个月开始,先训练白天不用尿布,最后晚上也不用尿布。语言的发展是一个连续有序的过程,婴儿要先练习发音,继而感受语言和理解语言,最后才是用语言表达即说话,家长要利用一切机会对婴儿做好语言的培养。

(3)婴儿也要注意精神调摄,避免暴受惊恐。

3. 预防接种 婴儿时期从母体获得的免疫力逐渐消失,而自身后天的免疫力尚未产生,对各种传染病都有较高的易感性,必须切实按照我国卫生部制订的全国计划免疫工作条例规定的计划免疫程序,为1岁以内的婴儿完成预防接种的基础免疫。另外,要防止意外,如异物吸入、窒息、中毒、跌伤等。

幼儿期保健

1. 饮食 幼儿处于以乳食为主转变为以普通饮食为主的时期。此期乳牙逐渐出齐,但咀嚼功能仍差,脾胃功能仍较薄弱,食物宜细、软、烂、碎。食物品种要多样化,以谷类为主食,每日还可给予1~2杯豆浆或牛奶,同时进鱼、肉、蛋、豆制品、蔬菜、水果等多种食物,荤素菜搭配,每日3次正餐,外加1～2次点心。

食物的种类和制作方法多样化,以增进小儿食欲。要培养小儿形成良好的饮食习惯,进餐按时,相对定量,不多吃零食,不挑食,不偏食,训练幼儿正确使用餐具和独立进餐的技能。就餐前15分钟让幼儿做好心理和生理上的准备,避免过度兴奋或疲劳。

2. 起居活动　幼儿1～1.5岁学会走路,2岁以后能够并且喜欢跑、跳、爬高。与此同时,手的精细动作也发展起来,初步学会用玩具做游戏。幼儿学走路时要由成人牵着走,防止跌跤,又要为孩子保留一定的自主活动空间,引导孩子的动作发育。

幼儿有强烈的好奇心、求知欲和表现欲,喜欢问问题、唱简单的歌谣、翻看故事书、观看动画片等,成人应给予满足,经常与之交谈,鼓励他多说话,促进幼儿的语言发育。

结合幼儿的年龄特点,培养其养成良好的生活习惯。每日保证睡眠时间,从14小时渐减至12小时,以夜间睡觉为主,日间午休1次1.5～2.5小时。1岁让孩子坐盆排尿,随后不兜尿布,夜间按时唤醒小儿坐盆小便,平时注意观察小儿要解大小便时的表情,使小儿早日能够自己控制排便。2岁开始培养其睡前及晨起漱口刷牙,逐渐教孩子学会自己洗手洗脚、穿脱衣服。

关于衣着,不宜太多过暖,《保婴撮要》说:"衣服当随寒热加减,但令背暖为佳。亦勿令出汗,恐表虚风邪易伤。"《小儿病源论方》提出了"一要背暖……二要肚暖……三要足暖……四要头凉"的原则。《活幼心书》说:"四时欲得小儿安,常要三分饥与寒。"都是我国古代总结出的有效育儿经验。

3. 预防疾病　幼儿生活范围扩大,患病机会增加。要纠正其不良习惯,如吮手、脏手抓食品、坐在地上玩耍等,饭前便后要洗手,腐败污染的食品不能吃,衣被经常换洗。幼儿的肺系疾病、脾系疾病发病率高,要防外感、慎起居、调饮食、讲卫生,才能减少发病。还要继续按计划免疫程序做好预防接种,以预防传染病。这个阶段幼儿好奇好动,但识别危险的能力差,导致意外事故发生率高,应注意防止异物吸入、烫伤、触电、外伤、中毒等意外事故的发生。

学龄前期保健

1. 体格锻炼 学龄前期小儿一般进入了幼儿园,要加强体格锻炼,以增强体质。要有室内外活动场所,安排适合该年龄特点的锻炼项目,如跳绳、跳舞、踢毽子、保健操,以及小型竞赛项目。各种活动和锻炼方法轮换安排。要保证每日有一定时间的户外活动,接受日光照射,呼吸新鲜空气。

2. 早期教育 学龄前期儿童好学好问,家长与保育人员应因势利导,耐心地回答孩子的提问,尽可能给予解答。要按照该年龄期儿童的智能发育特点,培养其学习习惯,想象与思维能力,使之具有良好的心理素质。幼儿固有规范的学前教育,如唱歌、绘画、剪贴、搭积木、做模型,以及做游戏如"过家家"等;家庭中也可通过讲故事,看学前电视节目,接触周围的人和物,到植物园、动物园、博物馆参观游览等多种多样的形式使孩子增长知识。明代医家万全曾提出了"遇物则教之"的学习方法。值得注意的是,不能强迫孩子过早地接受正规的文化学习,违背早期教育的规律,犯拔苗助长的错误。

3. 疾病预防 这一时期要利用孩子体质增强的时机,尽可能根治某些疾病。防病的根本措施在于加强锻炼,增强体质。强调不要给孩子衣着过暖,否则会降低小儿对气候变化的适应能力。这一时期仍然要调节饮食、避免意外、讲究卫生。对幼儿期患病未愈的孩子要抓紧调治,如对反复呼吸道感染儿童辨证调补,改善体质,减少发病;哮喘缓解期扶正培本,控制发作;厌食患儿调节饮食,调脾助运,增进食欲;疳证患儿食治、药治兼施,健脾开胃,促进生长发育;合理饮食,纠正肥胖、性早熟等。每年要进行1~2次健康检查和体格测量,筛查与矫治近视、龋齿、缺铁性贫血、寄生虫等常见病,继续监测生长发育。

妇 女

———————— | ————————

　　早在《黄帝内经》中就系统地论述了女性的生长发育和一生各个阶段的一些生理特征:"女子七岁,肾气盛,齿更发长。二七而天癸至,任脉通,太冲脉盛,月事以时下,故有子。三七,肾气平均,故真牙生而长极。四七,筋骨坚,发长极,身体盛壮。五七,阳明脉衰,面始焦,发始堕。六七,三阳脉衰于上,面皆焦,发始白。七七,任脉虚,太冲脉衰少,天癸竭,地道不通,故形坏而无子也。"

　　这段论述以 7 岁为律,按女性各年龄阶段生理特征分期,并指出肾气的盛与虚,天癸的至与竭,主宰着女子的生长、发育、生殖与衰老的过程。

一、女性各年龄段生理特征

女子"七岁"

　　从 7 岁以后,肾气开始旺盛,促使生殖器官逐渐发育,同时更换乳齿,身体持续增长和发育,但生殖器官仍为幼稚型。

女子"二七"

　　世界卫生组织(WHO)规定青春期为 10～19 岁,约为"二七"至"三七"之年,即 14～21 岁,正是从月经初期至生殖器官逐渐发育成熟的青春期。

14岁(二七)左右，天癸(指促进人体生长、发育和生殖功能，维持妇女月经和胎孕所必需的一种物质，它来源于先天肾气，依赖后天脾气的滋养，逐渐发育成熟)开始成熟，由于天癸的作用，使任脉畅通，冲脉充盛，随之月经便开始初潮。女性在月经初潮以后，肾中所藏生殖之精发育成熟，任脉通，冲脉盛，生殖之精施泄，若此时两性相交，两精结合，就能受孕。虽已有了生育能力，但身体和生殖器官尚未发育成熟。

女子"三七"至"六七"

西医学把自18岁左右开始至绝经，成为性成熟期又称生育期。顾名思义，在这一阶段，女性具有生育能力，且生殖器官发育成熟。这与中医学中"三七"至"七七"之年(21～49岁)相当，历时近30年。此期生殖功能由成熟、旺盛，至后期又从旺盛逐渐走向衰退。在性成熟期，女性乳房亦发育成熟，以适应产后哺乳。

21岁(三七)左右，随着肾气的不断充盛，女性的生殖器官完全成熟。28岁(四七)左右，女性生殖发育到极盛时期，此时筋骨坚强，身体壮盛。随着35岁(五七)左右这一转折点的到来，肾气开始减弱，女性的整个生殖及身体状态开始走下坡路。

女子"七七"

至49岁(七七)左右，肾气逐渐衰退，天癸的作用也逐渐消失，冲任亦衰，月经停止，不再能受孕。"七七"之年，中医称"经断前后"或"绝经前后"。西医学称为"围绝经期"，包括绝经前期、绝经期、绝经后期3个阶段。绝经后生殖功能完全消失，行将步入老年期(一般指60岁以后的妇女)。

二、女性各年龄段疾病预防及保健

在女性从"二七"至"七七"的各个时期中，结合各期的生理特征和易患疾病,需要大家学会相应的预防和保健方法。

女子"二七"

"二七"是女孩儿们生殖功能从开始发育到逐渐成熟的过渡时期,此期子宫发育成熟,第二性征渐趋明显,月经初潮,出现带下。此期特别需要关注她们在生理和心理上的变化,需要对她们进行必要的生理卫生宣教、普及性教育以及月经期的调护,使她们了解女性生殖器官的解剖特点和生理卫生常识。

1. 带下 《沈氏女科辑要》中指出:"带下,女子生而即有,津津常润,本非病也。"阐述了生理性带下是女子生而即有,量不多,亦不臭秽,起着滋润阴道的作用。《傅青主女科》提出了白带、黄带、赤带等多种带下病,可因脾虚、肝郁、湿热等病机所致。作息规律,少食辛辣厚味食品以及勤换勤洗内裤等都可以减少带下病的发生。

2. 月经 月经来潮一般以28~35日为周期,每次的持续时间为3~7日,出血量在100ml之内,以第2~3日为最多。月经血一般呈暗红色,不凝固。一般女性月经期无症状,少数人可有下腹或腰骶部下坠感、乳房胀痛、便秘或腹泻、头痛等不适,一般不影响日常的工作、学习及生活。在行经期间,血海由满而溢,子宫泻而不藏,血室正开,机体气血变化急骤,若调摄不当,则易致病(月经先期、月经后期、月经量多、月经量少、痛经甚至闭经、崩漏等月经病以及妇科炎症性疾病)。

月经期保健注意要点:

(1) 保持外阴清洁,卫生垫要清洁消毒。禁止盆浴、游泳、房事和阴道灌洗(避免引起妇科炎症性疾病)。

(2) 不宜参加剧烈运动和重体力劳动(避免引起月经量多或崩漏等月经病),也不宜久坐久卧(避免引起痛经或经期延长等月经病)。

(3) 注意保暖,避免受寒,不宜洗冷水浴,避免淋雨涉水(避免引起月经量少、闭经或痛经等月经病)。

(4) 不宜过食辛辣燥热及过食寒凉生冷之品(避免引起月经量多或

痛经等月经病）。

（5）月经期阴血偏虚，肝气偏旺，情绪容易波动，应保持心情舒畅（避免加重经期的不适或导致月经量少、痛经等月经病）。

女子"三七"至"七七"

"三七"至"七七"是女性性成熟且具有生育功能的时期，此期应关注女性孕、产期间的疾病防治及健康保健。

1. 孕期保健注意要点　妊娠以后，由于生理上的特殊变化，应注意摄生，以保障孕妇的健康和胎儿的正常发育，对优生优育及预防产科病症的发生都具有重要的意义。

（1）生活要有规律，避免过度劳累或负重、攀高，慎防跌仆（避免引起妊娠腹痛、胎漏、胎动不安甚至堕胎、小产等妊娠病）。但也要适当活动，以免气滞难产。

（2）宜清淡饮食，平和而富于营养，勿令过饱过饥，致伤脾胃。另外，妊娠7个月后，饮食不宜过咸（避免引起子肿、子满等妊娠病）。

（3）注意胎教，从端正思想、视听、言行做起。所谓胎教，即孕妇在妊娠全过程中，应加强精神品德的修养，保持一个安静和悦的心理状态和注意饮食起居的调摄，以利于胎儿的健康发育，为优生优育奠定良好的基础。

（4）妊娠3月以内和7月以后，禁止房事，对有流产史，尤其是反复自然流产的孕妇，整个孕期均应禁房事（避免引起堕胎、小产等妊娠病）。

（5）孕早期应尽早确诊妊娠，预防致畸，注意内科合并症并及时治疗。孕中期应定期监护胎儿宫内生长发育，保证孕妇营养。孕晚期应定期进行产前检查，及时发现异常胎位并矫正胎位，防治早产及妊娠高血压等。

2. 产后保健注意要点　妊娠期中，因血聚养胎，故气血偏于不足，加上分娩时耗气失血，以致阴血骤虚，营卫不固，且恶露排出，血室已开，胞脉空虚，故产后容易受邪；阴虚不能守阳，则阳气外泄，因此产后常有轻微的发热、恶寒、自汗等阳不固密的现象;此外,由于血虚多汗,津液亏耗,不能濡润肠道,大便易于秘结,一般不需治疗,阴阳和则自愈,故此期调护尤为重要。

(1) 充分休息,但亦应适当活动,促进身体的复原,不宜过早及过度操劳(避免引起产后血崩、子宫脱垂等疾病)。

(2) 居室应注意保暖和空气流通,不可当风坐卧,衣着厚薄适中,以防感冒。夏季室温不宜过高或过加衣被,以免中暑。

(3) 饮食要富于营养而易消化,慎生冷、肥甘、辛辣之品。保持心情愉快,以免气结血滞(避免引起腹痛、腹泻、缺乳等疾病)。

(4) 产褥期严禁房事,《千金要方》强调"产后满百日乃可合会"是合理的(避免引起产后病的发生)。

(5) 产后 42 日应进行较详细的检查,包括饮食、睡眠、大小便、全身感觉等,体温、体重的变化,乳房、乳头的情况以及生殖器官的恢复情况。及早防治有关乳房、会阴、腹部伤口及子宫恢复等的异常情况,以保证产妇健康的恢复。产后具有多虚多瘀的特点,故产后的审查尤为重要。《产宝》中记载了"产后三审",提出对新产产妇必须要问其小腹痛否,大便通否,乳汁有否,以判断其胃气、津液之盛衰。

生育期妇女除了孕期、产后的特殊生理特征外,较其他时期女性更容易患诸如阴道炎、盆腔炎、子宫肌瘤等疾病。所以,建议这一时期的女性应该了解相关的疾病预防知识,并定期进行体格检查,做到未病先防、有病早治和病后防变的"三级预防"。

女子"七七"

女性年过"七七",绝经期前后肾气渐衰,天癸将竭,冲任二脉虚衰,阴阳不调。此时应注意调护,使妇女顺利渡过这一时期。

围绝经期保健注意要点:

(1) 进行绝经期卫生知识宣教,使绝经期妇女消除不必要的思想顾虑,同时提醒家人和同事们关心这一特殊时期女性的工作和生活。

（2）保持外阴部清洁,预防萎缩的生殖器发生感染（避免老年性阴道炎等疾病）。

（3）防治绝经前期月经失调,重视绝经后出血,定期作妇科防癌普查（避免延误宫颈癌、子宫内膜癌等疾病）。

（4）治疗潮热盗汗、烦躁、失眠等绝经前后诸症（即围绝经期综合征）,提高生活质量。

（5）劳逸结合,适当参加劳动和身体锻炼。由于年老体弱,盆底组织及韧带松弛,应注意盆底肌肉群的锻炼,进行肛提肌锻炼,以加强盆底组织的支持力（避免发生子宫、阴道壁脱垂、张力性尿失禁等疾病）。

（6）调整心态,勿大怒、忧思,节制房事,以养精神。

老 年

《黄帝内经》说:"天覆地载,万物悉备,莫贵于人。人以天地之气生,四时之法成。"上古典籍《尚书》曾总结人生之五福:"一曰寿,二曰富,三曰康宁,四曰攸好德,五曰考终命。"千百年来,作为"天地之精华,万物之灵长"(《哈姆雷特》)的人类,对健康长寿的追求从未停息。

东汉政治家、军事家和诗人曹操在著名的《步出夏门行》诗中的名句"盈缩之期,不但在天;养怡之福,可得永年",简明地道出了长寿的先后天因素和实现途径。而在《黄帝内经》中则明确指出:"故智者之养生也,必顺四时而适寒暑,和喜怒而安居处,节阴阳而调刚柔。"也就是说健康长寿要把握好饮食起居、运动锻炼、情绪心理、房事保健等多个方面。

可以这样认为,传统的中医养生是以调阴阳、和气血、保精神为法则,涵盖调神清心、导引吐纳、食疗药养、艺文消遣等多种养生类型,终极目的就是要"形与神俱,而尽终其天年,度百岁乃去"(《黄帝内经》)。

一、认识衰老

人的生命周期

关于人类生命周期的划分和各阶段的表现,在《黄帝内经》中有不同的观点和理论阐述,反映了中医传统上对人类自身"生长壮老已"发展规律的朴素认识。

《黄帝内经》以女性7年和男性8年划分生命周期,指出男女在35～40岁时,就开始出现衰老的迹象,并且会与日俱增、日渐明显。具体为,女子"五七,阳明脉衰,面始焦,发始堕。六七,三阳脉衰于上,面皆焦,发始白。七七,任脉虚,太冲脉衰少,天癸竭,地道不通,故形坏而无子也。"男子"五八,肾气衰,发堕齿槁。六八,阳气衰竭于上,面焦,发鬓颁白。七八,肝气衰,筋不能动。八八,天癸竭,精少,肾脏衰,形体皆极则齿发去。"其中既有关于面容、头发、牙齿、生育的直观描述,也有对其机制的阐释说明,认为肾气(天癸)盛衰与生长发育和生殖功能密切相关,并与三阳经、冲任脉、肝脏等经络和脏器有关。

还以10岁为单位划分生命周期,认为机体从40岁开始出现衰老相关表现。50岁后按肝、心、脾、肺、肾的五行相生顺序,五脏功能依次衰退。相关论述为:"四十岁,五脏六腑十二经脉,皆大盛以平定,腠理始疏,荣华颓落,发颁斑白,平盛不摇,故好坐;五十岁,肝气始衰,肝叶始薄,胆汁始减,目始不明;六十岁,心气始衰,苦忧悲,血气懈惰,故好卧;七十岁,脾气虚,皮肤枯;八十岁,肺气衰,魄离,故言善误;九十岁,肾气焦,四脏经脉空虚;百岁,五脏皆虚,神气皆去,形骸独居而终矣。"尽管对文中所述脏器衰老次序并未得到一致性的验证,但仍有一定的指导意义。

2008年,英国研究人员通过对西医学研究的梳理和总结,列举了人体各器官衰老和功能减退开始的大致时间(岁)。

表3　人体各器官衰老和功能减退开始的大致时间(岁)

脑	肺	皮肤	肌肉	头发	乳房	骨骼	生殖	眼睛	心脏	牙齿	肾	前列腺	听力	肠	嗅味觉	膀胱	声音	肝脏
20	20	25	30	30	35	35	35	40	40	40	50	50	55	55	60	65	65	70

表 3 中所述与实际观察大体相符,其中的关联性和深层次机制仍值得进一步研究。

老年划定标准

年龄界定标准与一个国家的平均期望寿命、民族习惯、医疗保健水平等因素有关。世界卫生组织(WHO)将发达国家 65 岁以上人群定义为老年人,将发展中国家(特别是亚太地区)60 岁以上人群定义为老年人。

我国民间常将"年过半百"定为进入老年,并习惯以花甲(60 岁)、古稀(70 岁)、耄耋(八九十岁)代表老年不同的时期。中华医学会老年医学分会于 1982 年建议:我国以 60 岁以上为老年人;老年分期按 45~59 岁为老年前期(中老年人),60~89 岁老年期(老年人),90 岁以上为长寿期(长寿老人)。

人类最高寿命和预期寿命

衡量人类寿命的指标有最高寿命和预期寿命(平均寿命)。最高寿命是指无外因干扰条件下可能存活的最大年龄。科学家们用各种方法来推测人的最高寿命,例如按性成熟期(14~15 岁)的 8~10 倍,生长期(20~25 岁)的 5~7 倍,细胞分裂次数(40~60 次)的 2.4 倍等方法推算,人的最高寿命应该是 110~175 岁。

人类的自然寿限,在中医学中称为"天年"。明代张景岳《景岳全书》"天年论"的解释为:"夫人之所受于天而得生者,本有全局,是即所谓天年也。"我国古代学者早就提出人的"天年"应是 100~120 岁,如《庄子》指出:"人上寿百岁,中寿八十,下寿六十。"《黄帝内经》也认为:"人之寿,百岁而死。"

预期寿命是指一个国家或地区人口的平均存活年龄,是衡量人口老化程度的重要指标。2010 年我国人口平均预期寿命达到 73.5 岁;上海市民平均预期寿命为 82.13 岁,在国际上居于前列。2009 年日本和欧洲国家圣马力诺人口平均寿命均为 83 岁,并列世界首位。而世界人口平均寿命为 69 岁(男性 67 岁,女性 71 岁)。

受到疾病、自然环境和社会环境的影响,目前人类预期寿命与最高寿命的差距仍然较大。然而寿逾百岁并非可望而不可及,截至 2011 年 7 月,我国(不包括香港、澳门、台湾地区)百岁老人已达到 48921 人,约占全国人口的 3.66/10 万。汇总最新数据,上海市百岁老人共计 997 位,约占全市人口的 7.1/10 万;美国有百岁老人 71991 位,是世界上百岁老人最多的国家;日本百岁老人达 47756 人。

生理性衰老与病理性衰老

衰老指人体进入老龄后出现的各种衰退性改变反映于体表的表现,可分为生理性衰老及病理性衰老两类。生理性衰老是指生物体自成熟期开始,随增龄发生的、受遗传因素影响的、渐进的、全身性的、不可逆的形态结构与生理功能退行性变化。而由于各种原因(包括疾病)从外部侵袭机体所引起的退行性变化则称为病理性衰老。

生理性衰老往往为许多疾病的发生提供了条件,成为病理性衰老的基础;病理性衰老又大大加快了生理性衰老的发展速度,成为生理性衰老的催化剂,两者之间互为因果,造成恶性循环,给人体的健康带来严重危害。在临床上很难将生理性衰老与病理性衰老严格区分。人类早衰的威胁主要来源于疾病,所以病理性衰老在衰老发展中具有很重要的地位。

衰老表现以及衰老相关疾病

元代医家朱丹溪《格致余论》"养老论"指出:"人生至六十、七十以后,精血俱耗……头昏目眵,肌痒溺数,鼻涕牙落,涎多寐少,足弱耳聩,健忘眩晕,肠燥面垢,发脱眼花,久坐兀睡,未风先寒,食则易饥,笑则有泪,但是老境,无不有此。"以上可谓是对老年人群衰老表现的生动描述。大体而言,生理性衰老主要表现在:①代谢功能降低,基础代谢降低,分解代谢超过合成代谢。②脑、心、肺、肾、肝等重要器官的生理功能和适应能力下降。③皮肤老化、感觉系统和运动功能下降。

1995 年,中华医学会老年医学分会发布了《健康老年人标准的建议》(修订草案),其中共分为 10 个方面:①躯干无明显畸形,无明显驼背等不良体型,骨关节活动基本正常。②神经系统无偏瘫、老年性痴呆及其他神经系统疾病,神经系检查基本正常。③心脏基本正常,无高血压、冠心病(心绞痛,冠状动脉供血不足,陈旧性心肌梗死等)及其他器质性心脏病。④无慢性肺部疾病,无明显肺功能不全。⑤无肝肾疾病、内分泌代谢疾病、恶性肿瘤及影响生活功能的严重器质性疾病。⑥有一定的视听功能。⑦无精神障碍,性格健全,情绪稳定。⑧能恰当地对待家庭和社会人际关系。⑨能适应环境,具有一定的社会交往能力。⑩具有一定的学习、记忆能力。

与衰老相关的疾病可统称为增龄性疾病,此类疾病由机体的退行性病变所导致,如老年期痴呆、老年性耳聋、骨质疏松等。还有某些疾病既可在老年前期发生,也可能在老年期发生,但老年期更常见或更严重,多与老年人的病理性衰老、机体免疫功能下降、长期劳损或青中年期患病迁延不愈有关;如高血压病、冠心病、糖尿病、恶性肿瘤、痛风、老年性慢性支气管炎、慢性阻塞性肺病、肺源性心脏病、老年性白内障、颈椎病、前列腺肥大等。

二、衰老机制

先天因素与衰老的关系

《景岳全书》"先天后天论"指出:"以人之禀赋言,则先天强浓者多寿;先天薄弱者多夭。后天培养者,寿者更寿;后天斫削者,夭者更夭。"清代医家徐灵胎在《医学源流论》中更明确指出人"受生之时,已有定分焉……终身无病者,待元气之自尽而死,此所谓终其天年者也。至于疾病之人,若元气不伤,虽病甚不死,元气或伤虽病轻亦死。"认为人的寿命在出生时已由元气之定数所决定。

现代研究认为,衰老基因同时与肿瘤、糖尿病、心血管病等衰老相关疾病关系密切。衰老及其相关疾病是遗传因素与环境因素、行为因素相互作用的结果。

后天因素与衰老的关系

南朝梁代陶弘景《养性延命录》引《道机》曰:"人生而命有长短者,非自然也,皆由将身不谨,饮食过差,淫轶无度,忤逆阴阳,魂神不守,精竭命衰,百病萌生,故不终其寿。"也就是说后天因素与衰老的关系更密切,其中对寿命影响最大的因素不外乎以下几点。

1. 食色斫丧 《黄帝内经》深刻地指出:"以酒为浆,以妄为常,醉以入房,以欲竭其精,以耗散其真,不知持满,不时御神,务快其心,逆于生乐,起居无节,故半百而衰也。"《吕氏春秋》更形象地作出比喻和警示:"出则以车,入则以辇,务以自佚,命之曰招蹷之机;肥肉厚酒,务以自强,命之曰烂肠之食;靡曼皓齿,郑卫之音,务以自乐,命之曰伐性之斧。"可见,沉醉于觥筹交错,声色犬马,会导致体弱神疲,精神涣散,斫丧身心。

2. 劳逸过度 《养性延命录》曰:"神大用则竭,形大劳则毙。神形早衰,欲与天地长久,非所闻也。"即认为形体和精神过度劳累都会造成早衰。相反,"久卧伤气,久坐伤肉"(《黄帝内经》),少动的生活方式会导致气机紊乱和生肌乏源。而《老老恒言》中则强调:"心不可无所用,非必如槁木、如死灰,方为养生之道。"认为缺乏思维和情绪活动,同样对养生不利。

3. 情志过极 《抱朴子》言:"幽闭怨旷,多病而不寿也;任情肆意,又损年命。唯有得其节宣之和,可以不损。"《老老恒言》还特别强调:"人藉气以充其身,故平日在乎善养,所忌最是怒。怒心一发,则气逆而不顺,窒而不舒……老年人虽事值可怒,当思事与身孰重,一转念间,可以涣然冰释。"可见"怒"对老年人的不利影响,戒怒利于身心。而其实,中医所谓七情"喜怒忧思悲恐惊"的调节失宜都可能会引发心理和身体功能紊乱,不利于养生延年。

4. 五脏虚损 肝心脾肺肾作为人体之五脏,在中医衰老理论中居于核心地位,五脏虚损与人体衰老之间关系密切,调理五脏是养生保健的重要内容。

肝藏血而助气血疏通条达,若情绪乐观、稳定,则气机顺畅,气血调和,有利于抵抗外邪、防治疾病、延缓衰老。尤其是"女子以肝为先天"(《临证指南医案》),针对女性生理周期的维持发挥重要作用。

《黄帝内经》曰:"心者,五脏六腑之大主也。"其通于血脉,气血流行则周身荣养。若心之阴阳气血有衰,则心中悸动、胸廓闷痛,脑窍、四肢亦不得血气供养。心为君主之官,"主明则下安,以此养生者寿……主不明则十二官危"(《黄帝内经》),可见心在人体整个生命活动中居于主导地位。

脾胃受纳运化水谷,而化生精微以保身之长全,故为后天之本,气血生化之源。李东垣在《脾胃论》中阐发《黄帝内经》时认为"阴精所奉,谓脾胃既和,谷气上升,春夏令行,故其人寿;阳精所降,谓脾胃不和,谷气下流,收藏令行,故其人夭。"故而人体衰老与脾胃的关系至关重要。

肺主气司呼吸,朝百脉,主治节,助心行血,执掌气血之宣发肃降;肺为娇脏,易为邪侵,若肺气衰弱,则机体更易受邪。故《笔花医镜》言"肺气之衰旺,关乎寿命之短长",可谓至理名言。

肾为先天之本,蕴藏之元阴元阳乃由精气所化生,精气充盈则肾强体旺延年。肾虚衰老说源自《黄帝内经》,并且"五脏之伤,穷必及肾"(《景岳全书》)。后世医家多遵此说,认为肾气虚衰、天癸耗竭是人体衰老的主要原因。

三、延缓衰老的基本法则与方法

《颜氏家训》提出"爱养神明,调护气息,慎节起卧,均适寒暄,禁忌食饮,将饵药物,遂其所禀"的养生原则,至今仍有借鉴意义。大致来讲,可归为 6 大类方法。

顺应四时

《黄帝内经》"必先岁气,无伐天和"的观点对延缓衰老也具有重要指导意义。总结《黄帝内经》记载和历代养生家的实践与发展，四季养生可概括为如下要点：

表4　四季养生要点

季节	特点	要求	起居	情志	饮食	运动	衣着	用药
春三月	生机萌发，推陈致新	流畅生气	夜卧早起	情怀舒畅	忌冷黏肥僻之物，少饮酒，减酸增甘	散步缓行，观赏园林	少去上衣，稍冷即加，令得微汗	性稍凉，利饮食，忌疏利
夏三月	万物华实，生长茂盛	充实繁荣	夜卧早起，忌露宿，取凉于静室	戒躁怒，无厌于日	食不大饱，少食生冷及厚味，减苦增辛	居高远眺	勿穿湿衣	夏至以后宜服温和平顺、健脾之品
秋三月	万物成熟，肃杀主令	平和收敛	早卧早起	情志安宁	少食燥热，减辛增酸	收敛神形	勿穿寒湿内衣	忌汗吐之，宜滋阴润燥
冬三月	万物收藏，固而不泄	潜藏阴气	早卧晚起，必待日光，忌冒寒风，谨节嗜欲	使志若匿	减酸增苦	静养为主	暖足凉脑，温背避寒	去寒就温，忌用汗法，宜服药调理肾

唐代医家孙思邈寿逾百岁，其《备急千金要方》强调："衣食寝处皆适，能顺时气者始尽养生之道。故善摄生者，无犯日月之忌，无失岁时之和。"其中还明确提出了饮食、饮酒、远行、房室的时间禁忌，即"一日之忌，暮无饱食；一月之忌，晦无大醉；一岁之忌，暮无远行；终身之忌，暮无燃烛行房，暮常护气也"，至今仍有一定的指导意义。

修身养性

高尚的道德情操、高雅的情趣爱好对延缓衰老有积极作用。西汉的董仲舒在《春秋繁露》中认为："仁人之所以多寿者，外无贪而内清静，心和平而不失中正，取天地之美以养其身，是其且多且治。"并提出"中和"的观点，"怒则反中而自说以和，喜则反中而收之以正，忧则反中而舒之以意，惧则反中而实之以精"。

睡眠与精神互相影响,针对老年人常见的睡眠问题,《老老恒言》记载了"操"、"纵"二法,确为经验之谈,颇为后世所称道,"操者,如贯想头顶,默数鼻息,返观丹田之类,使心有所着,乃不纷驰,庶可获寐;纵者,任其心游思于杳渺无联之区,亦可渐入朦胧之境。"对老年人颇有借鉴意义。

而在明代高濂《遵生八笺》中还提倡培养和保持书画鉴赏、文物收藏、花卉园艺及游览登高等情趣爱好,以陶冶情操、愉悦身心、融洽社交关系,至今仍有启迪。

饮食有节

《备急千金要方》曰:"善养性者,先饥而食,先渴而饮;食欲数而少,不欲顿而多,则难消也。常欲令如饱中饥,饥中饱耳。"这些方法确有科学意义。

《老老恒言》认为饮食有三化:"一火化,烂熟也;一口化,细嚼也;一腹化,入胃自化也。"对于老年人来讲,"惟借火化,磨运易,即输精多",有利于食物消化和营养吸收。书中还提倡饮粥,宣扬"每日空腹食淡粥一瓯,能推陈致新,生津快胃,所益非细"。对老年人群来讲无疑具有针对性和可行性。

劳逸适度

唐代医家王焘在《外台秘要》认为:"养性之道,不欲饱食便卧,亦不宜终日久坐,皆损寿也。人欲小劳,但莫久劳疲极也,亦不可强所不能堪耳。"所以适当的运动锻炼对老年人的健康长寿必不可少。

传统运动方法包括武术、太极、功法等三个重要组成部分,有些以肢体运动为主,如五禽戏、八段锦、太极拳之类,有疏通经络、强壮筋骨之功;还有些以呼吸吐纳为主,如六字诀、易筋经、练功十八法等,通过调心、调息、调身,可达健康身心、开发潜能之效。诚如葛洪《抱朴子》所谓"夫导引疗未患之疾,通不和之气;动之则百关气畅,闭之则三宫血凝,实养生之大律,祛疾之玄术也"。

按摩食疗

《千金翼方》建议"非但老人须知服食将息节度,极须知调身按摩,摇动肢节,导引行气"。为此,明代冷谦《修龄要旨》提出"面宜多擦,发宜多梳,目宜常运,耳宜常凝,齿宜常叩,口宜常闭,津宜常咽,气宜常提,心宜常静,神宜常存,背宜常暖,腹宜常摩,胸宜常护,囊宜常裹,语言宜常简默,皮肤宜常干沐"。这些方法简易有效,施行得法,可防衰延年。

《黄帝内经》明言"毒药攻邪,五谷为养,五果为助,五畜为益,五菜为充,气味合而服之,以补益精气"。故药膳食疗也正是中医学的精华,既可满足口腹之欲,又可调理机能、辅助治疗,真可谓色、香、味、形、效俱佳。施膳的方法和原则与服用中药类似,要遵循原则可概括为12个字,"辨证为先,注重整体,勿犯禁忌"。所以,老年人服用药膳还是要避免盲目和跟风,做到因人而异。

未病先防

北宋哲学家邵雍《仁者吟》诗中告诫世人"与其病后能求药,不若病前能相防"。《景岳全书》更提出"人于中年左右,当大为修理一番,则再振根基,尚余强半",认为"此非逆天以强求,亦不过复吾之固有"。此"中兴论"可谓见解深刻,观点鲜明,对中老年人的养生保健都有重要的启示意义。

北宋时期的寇宗奭《本草衍义》言:"夫安乐之道,在能保养者得之。"要做到"无犯和气,以资生命",特别强调"防患须在闲日"。关于服药与保养的关系,更是言人所未发,"善服药,不若善保养;不善保养,不若善服药",既有哲理意味,又有实践意义。

明代医家龚廷贤《寿世保元》诗句说得好,"惜气存精更养神,少思寡欲勿劳心。食惟半饱无兼味,酒至三分莫过频。每把戏言多取笑,常含乐意莫生嗔。炎热变诈都休问,任我逍遥过百春"。

白领人群

　　地铁站台里匆匆的脚步追逐着朝九晚五的生活，精致的办公室里无穷无尽的案头工作，当今白领一族也许最常抱怨的一个字就是"累"。的确，三四十岁的白领一族正是社会各行各业的中坚力量，应酬多、运动少、压力大、饮食不规律、人际关系复杂，随之而来的是睡眠失调、食欲异常、慢性疲劳、焦虑或抑郁等一系列问题。

　　很多疾病正在白领人群中逐渐呈现年轻化态势，心血管疾病、糖尿病、高血压、脑血栓等以前在中老年人中常见的疾患现在频频出现在年轻的白领人群中，成为隐性的健康杀手，也是引起过劳死的危险诱因。此外，颈椎病、痛风、前列腺疾患、月经失调等各种健康问题也无时无刻不在困扰着正值壮年的白领人群。我们不应在疾病缠身的时候再去悔不当初，更不应在年轻的生命英年早逝的时候再去扼腕痛惜，白领一族是时候认真关注自己的健康问题了。

　　但是，健康从何而来？没有日常养生的点点滴滴，人们很难有健康的体魄。中医的养生之道博大精深，涉及精神调摄、起居作息、饮食运动等多个方面，难以一一赘述，在此仅结合白领人群的自身特点在养生保健方面给出一些建议，冀其于无穷耗损之中保精全神，拥有一个健康的身心。

一、白领常见健康问题

白领人群最常见的健康问题主要集中在肩颈疼痛、脾胃损伤、睡眠失调、心理亚健康这几个方面。2009 年针对白领的一项大型网络调研显示，在 1.7 万份样本中 38％的白领受颈椎病等运动系统疾病困扰，32.2％的人有肠胃问题，22.1％的人失眠多梦。此外通过深度心理健康状况的调研发现，73.1％的白领认为比较有压力，其中 11.9％的人认为压力很大，已经无法承受。

肩颈疼痛

白领人群中常见的肩颈疼痛症状往往多由颈椎疾病引起。长时间低头看书、使用电脑、坐办公室的文案人员，使头颈部长期处于单一姿势位置，导致颈椎局部过度疲劳，进而损伤局部椎间盘、韧带等，因而容易发生肩颈疼痛。

对白领而言，不良姿势是颈椎损伤的主要原因。长时间低头工作，躺在床上看电视、看书，喜欢高枕，长时间操作电脑，剧烈旋转颈部或头部，在行驶的车上睡觉，这些不良的姿势均会使颈部肌肉处于长期的疲劳状态，容易发生损伤。长期的局部肌肉、韧带、关节囊的损伤，可以引起局部出血水肿，发生炎症改变，并形成骨质增生，影响局部的神经及血管。

当白领们出现不明原因的血压升高或降低，肢体麻木，眩晕恶心等症状时就要当心颈椎病已经找上你了。很多人认为肩颈痛没有什么大不了，不过是颈部疼痛、酸胀、麻木。其实这种观点是比较片面的，因为颈椎除了是中枢神经和颈动脉的交通要道所在，还是通向大脑和面部五官神经的主要枢纽。长期的脑供血不足会产生记忆力减退、顽固性头痛等症状，影响到白领的工作能力和生活质量。

脾胃损伤

提及脾胃损伤，很多人认为就一定是食欲不振、身体瘦弱，但多食肥胖、高血脂等往往和脾胃失调也难逃干系。脾与胃，一脏一腑，可以说是很好的一对搭档。胃的功能主要是受纳和腐熟，简单说来就是接受和容纳食物并对其进行初步的消化形成"食糜"，等于一个专司受纳的容器，对食物进行粗加工。而脾的功能则是要把由胃而来的食糜彻底消化后将营养精微输布到全身，并对水液进行吸收和输布。胃受损的话多数表现为受纳方面的问题，比如胃口不开、食欲不振、胃脘不适等症状，但是脾气不振的话影响就更大了。首先，食物得不到彻底的消化和吸收，人体的精气自然是不够用，吃得再多身体也难以强健，而且由于精微物质吸收得不好，摄入的食物得不到彻底的消化以垃圾的形式堆积在人体内，还会加重脾脏的负担，脾的功能将愈发低下，从而进一步影响到脾对水液代谢的作用，容易生成湿、痰、饮等病理产物，这时人体往往就会表现出肥胖、高血脂、中风等一系列问题。

引起脾胃损伤的原因主要是不良饮食方式加上各种压力所致。不健康的饮食方式主要有不吃早餐，三餐无规律，过饥过饱，膳食营养配比不当等等，这些原因比较容易为白领所认知，但是，压力对脾胃的损伤却具很大的隐蔽性。古人早就注意到七情内伤对健康的危害，所谓"思虑伤脾"也就是说一个人如果长期处于思虑过度的压力状态下脾脏的功能会受到损伤。从西医学的道理而言，如果一个人长期处于压力状态下，身体会减少血液、能量对消化道的供给，而把它们集中到肌肉和脑部，来应付压力。如此一来，消化不良、胃溃疡、胃胀胃痛就会十分常见。

压力作为一种负面情绪会影响到进食的数量和种类，积极的情绪下人们更喜欢健康的食品，且安静愉快的情绪有利于胃的消化，反之消极的情绪下人们则倾向摄入垃圾食品，内心压力较大，郁郁寡欢，肝失条达，致使脾胃受其制约，影响食欲，妨碍消化功能，故进食前后，均应注意保持乐观情绪，力戒忧愁恼怒，不使其危害健康。

典型的压力环境或事件很容易被人们所注意，但很多时候压力对饮食的影响是悄无声息却又无处不在的，白领们回想一下，我们的一日三餐有多少是在安静舒缓的状态下进行的呢？早上起来睡意未消，应付了孩子的上学前准备，自己的早餐要么在急匆匆赶去上班的路上对付一点，还要边吃边走边听新闻，要么时间来不及索性省掉。好不容易熬到中午，手头的工作可能还没做完，有限的午休时间内急急忙忙叫个外卖，勉强果腹。晚餐时间到了，也许等待着你的是饭桌上的业务应酬，充斥着太多谈判和交易的晚餐常常让人食而不知其味。且不说饮食结构的不合理和现今食品安全问题等对脾胃的损伤，单是这日复一日压力伴随着的三餐，快节奏下的饮食状态对白领们的脾胃损伤已经足以引起人们的重视。

睡眠失调

白领常见的第三大问题是睡眠失调。主要表现在难以入睡，睡浅易醒，多梦纷扰或者早醒。

良好的睡眠是产生和储备能量的过程，就像车子开一段时间后需要进入加油站充电加油一样，良好的睡眠可以修复我们疲乏的细胞，产生新的能量，造就更强的免疫力，优质的睡眠可以让身体在睡眠外的三分之二的生命中神采奕奕。我国古人十分注重起居调养，顾护神气，并在长期生活实践中已经逐渐形成了日出而作、日落而息的作息规律，但是随着现代社会生活方式的改变，原本的作息规律往往被打乱，现代人熬夜已经成为家常便饭，能够恪守子时（23点）之前入睡的人已经不多，晨昏颠倒的生活破坏了祖先经过千万年而形成的睡眠—觉醒节律，导致自主神经紊乱从而引起睡眠失常。

此外，失眠的另外一个重要的原因就是心理因素，白天过度紧张或忧心忡忡都能造成大脑皮层兴奋抑制失常，以致夜晚失眠。

长期失眠会给人带来诸多方面的苦恼。如白天昏昏沉沉、乏力、头晕、健忘、注意力不集中、心烦易怒，长此以往还会出现多脏器功能紊乱，降低机体免疫功能。而且，失眠者容易出现抑郁、焦虑等精神方面的问题，心理压力增大，甚至产生轻生的念头。

心理亚健康

WHO 对健康的定义中将心理健康和躯体健康摆在了同等地位，然而当今社会白领的心理亚健康问题却日益突出。职场生涯中，竞争日益激烈，工作能力的比拼、错综复杂的人际关系往往让白领们身心疲惫，但是情绪化的表现却是不被提倡的，白领一族在工作中遇到的压力往往只能被内化、压抑，缺乏有效的疏解渠道从而产生抑郁、焦虑等负面情绪。此外，情感的压力、家庭的压力、经济的压力无处不在，而个体对压力的承受能力却是有限的，一旦超出承受范围，心理状态就会失衡。

心理亚健康会逐渐腐蚀着一个健康的心灵，让人们变得悲观、失望、消沉。伴随着心理亚健康而产生的悲愤、恐惧、焦虑、忧愁、痛苦等消极情绪如果反复出现，就会引起长期或过度的精神紧张，带来许多不良的心理症状，如惊恐万状、坐立不安、不思饮食、失眠、语言障碍、精神混乱、易激怒、逃避或产生攻击性行为等。久而久之可能会产生心理疾病，如焦虑症、恐惧症、疑病症、强迫症和抑郁症等。此外，心理亚健康很容易会导致神经功能紊乱、内分泌功能失调等问题，从而产生生理上的各种病变。伴随心理亚健康而产生的各种消极情绪如果反复出现，严重到了一定的程度甚至会产生伤害自己或伤害他人的念头。

二、白领常见不良生活习惯

白领们的工作特点固然在某些方面会对白领的健康产生不良影响，但是，不可否认的是白领也有很多自身的不良生活习惯在危害着健康。比如长期伏案工作，不注意保护颈椎；饮食马虎，经常以快餐外卖为主，胡乱应付自己的肠胃；长期熬夜晚睡，生活作息不规律；过度信息依赖，随时随地需要阅读或收听各种信息，扰乱心神，浮躁不安；缺乏运动锻炼，运动量与高能量的饮食不相匹配等问题。这些问题之间又相互为患,恶性循环,像是一张网,在网中,白领人群的健康正在不知不觉中逐渐消逝。

三、白领日常保健措施

养生保健的很多方面,白领人群与其他人群并无特殊之处,在此不做赘述。仔细分析白领们最常见的健康问题不难发现,矛盾焦点主要指向了压力过大这一事实。的确,压力是白领们长期忽视但却必须关心和应对的核心问题。长期处于压力状态可导致气血运行失常,使脏腑功能失去平衡,百病丛生。

如何有效缓解压力,已经越来越受到现代人的重视。养身必先养心,孟子认为"养心莫善于寡欲"。提高自身修养,树立正确的人生观,保持平和恬淡的心态有助于人们对抗压力,但是,这些话说起来容易,实际生活中执行起来却是很难,需要人们在很多细节上点滴积累起来。

拒绝垃圾信息,保持心绪平静

当今社会引起人们焦虑的一个很大的原因是垃圾信息太多。不管是网络上铺天盖地的信息,还是吃饭、驾车等过程中收音机里传来的无休止的各式新闻都组成了庞大的信息网,白领们身陷其中,欲罢不能。而事实上接收过多的信息会让人心绪浮躁,难以平静,从而产生焦虑感。白领之所以过度信息依赖也从一个侧面反映了白领内心的焦虑,害怕成为信息闭塞的人,害怕在激烈的竞争中出局。请白领们想一想,我们真的需要那么多信息吗?可不可以多给自己一点安静的时间?

同一段时间里尽量只做一件事情

由于工作节奏快,压力大,很多白领们会选择一心二用,同一段时间里面做多件事情。这样的状况会让人们顾此失彼,做着这件事情还在考虑着另外一件事情,不但不能提高工作效率,反而无形中放大了压力,不利于心理的健康。

合理安排时间，提高工作效率，省下一点时间放松一下自己

很多白领在工作繁忙的时候往往会采取疲劳战术，只是埋头工作希望早日完成，而事实上如果我们肯花上一点时间来好好规划一下工作的程序，或许能够省下很多精力和时间，作为奖励，让自己做点喜欢做的事情，大到可以出去休假两日，小到可以让自己悠闲地喝上一杯咖啡。

适当参加运动锻炼

运动可以舒缓紧张的情绪，让积累的压力得到合理的释放。比如以松静自然、舒缓自如而又动如迅雷为特点的太极拳，强调"一动无有不动"、"以心行气"、"以气运身"、"气达四梢"特别有利于调节气血、修养身心，是缓解压力的一种好方法。此外瑜伽也是消除紧张、平静内心、修心养性、缓解压力的一个好方法。

很多白领会强调工作繁忙，无暇运动，其实运动的时间完全可以挤出来，比如上下班的路上少坐几站公交车，让自己快步走起来也未尝不是有效的锻炼。

需要注意的是，用来缓解压力的运动锻炼是需要有平静的心绪的。很多白领认为平时工作中已经很忙，经常走来走去，回家还要做家务，运动量应该够了，殊不知工作和家务并不能代替锻炼，因为没有一个宁静的心绪难以达到调节心身缓解压力的目的。

培养怡情悦性的爱好

比如练习书法可以使人思想高度集中，心情和思想都融入文字的意境美，达到心静忘忧的境界，长期如此，修身养性，可使情绪稳定，气和情畅，从而有效缓解压力。再如不妨养个宠物，在人与动物的相处当中会让人们学会更好地去爱和给予，通过与宠物的亲密相处，双方的良性情感反馈也可以很好地缓解内心的孤独感和焦虑感。

忙里偷闲，睡个"子午觉"，切忌熬夜

子时是指晚 11 点至凌晨 1 点，午时是指中午 11 点到下午 1 点。所

谓的"子午觉"就是晚上子时以前入睡，午时略作小憩。

中医认为，子午之时，阴阳交接，极盛及衰，体内气血阴阳极不平衡，必欲静卧，以候气复。现代研究也发现，夜间 0 点至 4 点，机体各器官功率降至最低；中午 12 点至 1 点也是人体交感神经最为疲劳的时间。

"子午觉"对工作压力较大的白领们十分重要。从中医理论来讲，子时以后是"肝胆经循行时间"，长期熬夜会耗伤肝阴、胆气不利，造成咽干口苦、心烦易怒等症状，尤其白领女性常常会出现月经量少、闭经等问题，所以白领们一定要注意尽可能在晚上 11 点之前就寝，达到养肝的目的；而午时是"心经循行的时间"，如心功能失调会出现胸闷心慌、神昏乏力、失眠健忘等症状，所以白领们每日中午最好能够抽出 15 分钟的时间略作小憩，达到养心的目的。往往一个短暂的午睡能够让人一个下午神清气爽，极大提高工作效率。

熬夜对人体的危害是很大的，长沙马王堆出土医书《十问》中说："一夕不卧，百日不复"，可见，熬夜并不是第二天多睡几个小时就能够补回来的。"夜卧则血归于肝"，肝脏是人体承担各种代谢和解毒、免疫调节功能的重要器官。夜间静卧可增加肝脏 40％的血流量，使肝脏得到更多的血液、氧气及营养的供给，有利于肝细胞修复和再生。因此，白领们长期熬夜会造成肝脏功能紊乱、效率降低，最终会由于肝脏负荷过重而引发各种病变。

肥 胖 人 群

人体因各种原因引起的脂肪成分过多,显著超过正常人的一般平均量时称为肥胖。随着人类文明、生活形态的日趋静态化、体力活动减少、高卡路里食品的普及、人们摄入的热能远超过人体所需,肥胖俨然成为世界上最受人瞩目却又束手无策的全球性健康问题。

一、认识肥胖

肥胖问题虽说在现代愈演愈烈,但它并不是一个新问题,中国古代对此早已有所认识。《说文》:"肥,多肉也。"胖的本意是古代祭祀时贡献的半体牲畜,也就是半扇肉。《说文》:"胖,半体肉也。"后来引申为宽大。《礼记》:"富润屋,德润身,心广体胖。"肥胖的反义词是瘦或瘠,就是形容肉多肉少的。

脂肪多的人中医称之为膏人,"纵腹垂腴",就是现在挺着啤酒肚子、嘟噜着脸蛋儿的人。肌肉多的人,古人称为肉人。这些人体形丰满但是上下匀称,没有赘肉。还有一种体形不大,但是脂肪坚实,肌肉强悍,中医称为肥人也叫作脂人。胖人可能是脂肪多或者肉多,也有可能是水肿的人,胀气的人。

据世界卫生组织的估计，世界上有超过 10 亿人过重，其中三分之一，也就是 3 亿人落在肥胖的范畴内。按国家来分，美国的肥胖人口比例居全球之冠，有超过 30％的人口体重明显超标，其次是墨西哥和其他的欧美国家，这和西方人的饮食习惯关系甚大，相比而言，亚洲地区的肥胖人口比例明显要低很多，特别是韩国、日本等接受东方文化影响的地区，肥胖的问题并不是十分突出，但也应该看到，这些国家，包括中国在内，越来越深地受到西方饮食文化的影响，国民变得越来越胖。

2008 年的调查数据显示，中国极重度肥胖者已经达到 3900 万，体重超标者有 22.4％，肥胖率还在上升，在大城市这种趋势尤其明显。

肥胖，和体重的情况关系十分密切，但又不完全等同，肥胖主要指的还是脂肪过多。根据不同的情况，可以对肥胖进一步分类，《黄帝内经》把肥胖人的分为"有脂、有膏、有肉"三种基本类型，"肉坚皮满者，脂；肉不坚皮缓者，膏；皮肉不相离者，肉"。①膏人：肥而大腹垂腴，肌肤质地绵软，脂肪分布以腹部为主。大体相当于西医学中"腹型肥胖病"。②脂人：肥而腹不大，肌肤质地中等，脂肪分布均一。大体相当于西医学中"均一性肥胖病"。③肉人：皮肉相等，肥大而壮实，脂肪与体重相称，不属"病态"。大体相当于西医学仅体重超标，不属现代肥胖病范畴。常见于运动员、重体力劳动者。

西医学常把肥胖分为单纯性肥胖和继发性肥胖两种。单纯性肥胖指由于遗传或后天不注意饮食等造成的肥胖，继发性肥胖主要是指由于内分泌紊乱、代谢障碍所致的肥胖，如水潴留性肥胖、库欣综合征肥胖、甲状腺功能减退症肥胖、药物性肥胖。单纯性肥胖占肥胖的绝大多数，我们一般所谈的肥胖主要是单纯性肥胖。

二、肥胖症危害

对肥胖的危害，相信许多人都有所了解。最大的危害是对健康的损害,影响寿命。杨泉《物理论》中说:"谷气胜元气,其人肥而不寿;元气胜谷气,其人瘦而寿。"现代的研究也表明,肥胖程度越高,寿命越短,超重10%,死亡率增加15%~20%;超重20%,死亡率增加25%~35%;超重30%,死亡率增加35%~45%;超重40%,死亡率增加60%。

除影响寿命外,肥胖还影响各种身体机能的发挥和生活质量。早在汉代以前,中医书籍中就有关于肥胖症状、病因病机以及肥胖危害性的记载。《黄帝内经》中有"肥贵人"及"年五十,体重,耳目不聪明矣"的描述,并说明"肥者令人内热,甘者令人中满","久卧伤气,久坐伤肉"等,讲的就是肥胖会让人身体虚弱、浑身不舒服等。

肥胖还是多种慢性疾病的独立诱发因素之一,比如糖尿病、高脂血症、冠心病、高血压、脂肪肝等。

三、肥胖病因

人之所以发胖,主要涉及一个"进口"和一个"出口"的问题,另外则关系到一个"调节器"的问题。"进口"是人们每天摄入的各种物质,比如糖、脂肪、蛋白质、水等,出口则是指每天的消耗,有基础代谢的消耗,也有运动、劳作的消耗,一般来说,进出是基本保持平衡的,如果长时期进口多于出口,多余的物质就沉积下来,人体的重量就增加,这其中又以脂肪的增加最为常见。调节机制的问题,比如遗传因素、激素分泌水平等,都会造成"天平"的倾斜,让人变胖。中医学把人体发胖的原因归结为六个方面:体弱气虚,饮食不节,缺乏运动,先天禀赋,七情过激以及疾病所致。这些原因虽然千差万别,但大多数最后都导致一个结果,即"水湿痰浊壅滞"化为膏脂而发胖。

脾胃盛衰

李东垣《脾胃论》曰:"虽肥而四肢不举,盖脾实而邪气盛也。"认为肥胖与"脾实"、"邪气盛"有关。张景岳《景岳全书》曰:"何以肥人反多气虚……肥人者，柔胜于刚，阴胜于阳也。且肉以血成，总皆阴类，故肥人多有气虚证。"肥胖与气虚可互为因果的。

过食肥甘

《黄帝内经》曰"食甘美而多肥也"，《临证指南医案》亦言"湿从内生者，必其人膏粱酒醴过度，或嗜饮茶汤太多，或食生冷瓜果及甜腻之物。其人色白而肥，肌肉柔软"。说到底，肥胖是一种"富贵病"，主要是营养过剩造成的，朱抗美教授总结了造成肥胖的四个要素，"汤、糖、躺、烫"，其中三个都和饮食有关，如果不注意，自然容易发胖。

安逸少动

《黄帝内经》曰"久卧伤气，久坐伤肉"，过于安逸的生活会导致气血亏虚，肌肉萎弱无力，被膏脂所取代。

先天禀赋

中医向来有"肥人多痰"、"肥人多湿"的认识，痰湿体质的人易生肥胖，还有一类人脾胃功能特别强，就是胃口特别好，也容易变胖，《脾胃论》讲"脾胃旺，能食而肥"。另外，一般来说，女性肥胖的比例要高于男性，可能与女性经带胎产，肾气之衰退较男性早有关。

七情致病

中医有"怒伤肝、思伤脾、忧伤肺、喜伤心、恐伤肾"的七情致病理论，七情生疾，其五脏之功能互相制约，使脏腑功能失调，影响运化，湿浊内停而发为肥胖。临床上经常可以看见一些青年女子或因感情不顺，或因工作压力太大，性情大变，不由自主的摄入大量高热量食物而变胖的事例。

其他疾病

《黄帝内经》曰："消瘅、仆击、偏枯、痿厥、气满发逆、肥贵人则膏粱之疾也。"从发病机制上，肥胖和"消瘅、仆击、偏枯"等疾病有共通之处。《女科切要》曰："肥白妇人，经闭而不适者，必是痰湿与脂膜壅塞之故也。"指出了肥胖患者容易闭经的问题。

四、肥胖的现代认识

中国古人对肥胖多是从定性的角度来认识的,而西医学往往更强调定量研究的可能性。西医学对肥胖(Obesity)的定义为:人体因各种原因引起的脂肪成分过多,显著超过正常人的一般平均量时称为肥胖;如果一定要划一根红线,一般把体重超过标准体重 20% 称为肥胖,根据 WHO 标准,体重质量指数(BMI)〔体重(kg)/身高(m²)〕:男性>27,女性>25 为肥胖。由性别和身高来计算,女性理想体重=〔身高(cm)-70〕×0.6,男性理想体重=〔身高(cm)-80〕×0.7,若超过理想体重 20% 则属肥胖。腰臀比是另外一个重要的参考指标,它和多种疾病的发生率有直接关系,一般来说,男性腰围<90cm,女性腰围<80cm,男性腰/臀比<0.95,女性腰/臀比<0.8,比较健康。

亚太地区因为人种缘故,骨架比较小,因此不完全适合欧美的标准,肥胖的标准比欧美要低,具体可参考《亚太地区肥胖防治指南诊断建议》。

需要注意的是,肥胖的概念和超重的概念不完全一样,如某些运动员及体力劳动者,体重虽然超标,但体内脂肪不多,其骨骼与肌肉非常发达,这是体格健壮的标志,而不是肥胖。在某些疾病情况下(浮肿或腹水等),肌体组织中水分异常增加,也会引起超重。体重不超标的人也可能有肥胖。体重虽正常,但体内蓄积着多余的脂肪,也属肥胖。

五、肥胖的中医药治疗

肥胖的中医药治疗总原则是补虚泻实。前面我们讲过,肥胖之人多有气虚,又以痰湿为多。补虚常用健脾益气;脾病及肾,结合益气补肾。泄实常用祛湿化痰,结合行气、利水、消导、通腑、化瘀等法,以祛除体内病理性痰浊、水湿、瘀血、膏脂等。其中祛痰化湿法是治疗本病的最常用方法，用于本病治疗过程的始终。

治法治则

①祛痰化湿法：二陈汤，二术四苓汤。②利水法：五皮饮，导水茯苓汤。③疏利法：消胀散。④消导法：保和丸。⑤通腑法：调胃承气汤。⑥活血化瘀法：桃核承气汤，当归导赤散。⑦健脾法：异功散合五苓散。⑧温阳法：济生肾气丸，苓桂术甘汤。

辨证分型

①脾虚湿阻型。②胃热湿阻型。③肝瘀气滞型。④脾肾两虚兼水阻型。⑤阴虚内热兼瘀血型。

表5　肥胖辨证分型

证型		脾虚湿阻型	胃热湿阻型	肝瘀气滞型
临床表现	主症	肥胖浮肿，疲乏无力，肢体困重	肥胖，头胀头晕，消谷善饥	肥胖，胸胁苦满，胃脘痞满
	兼症	尿少纳差，腹满	困楚怠惰，口渴喜饮	月经不调，闭经，失眠，多梦
	苔脉	脉沉细，舌苔薄腻，舌质淡红	脉滑小数，舌苔腻微黄，舌质红	脉弦细，舌质暗红
病机		脾虚运化功能减退，水湿与精微凝聚为湿浊	胃热炽盛而消谷善饥。热灼津液故口干思饮，大便有时秘结	情志不遂，使肝气郁结，疏泄失调，肝木侮土，肝胃不和
治法		健脾补气，化湿利水	清胃泻火，利水通腑	疏肝理气，活血化瘀
例方		参苓白术散、健脾汤	小承气汤、保和丸、枳实导滞丸	逍遥散、越鞠丸
常用药		苍术、防己、茯苓、车前子、泽泻、薏苡仁、荷叶、厚朴、山药	黄芩、黄柏、山栀、夏枯草、泽泻、防己、苍术、决明子、石膏、车前子	丹参、黄芩、当归、赤芍、红花、丹皮、莪术、五灵脂、益母草、泽兰

（续表）

证型		脾肾两虚兼水阻型	阴虚内热兼瘀血型
临床表现	主症	肥胖,疲乏无力,腰酸腿软,脉沉细无力	肥胖,头昏眼花,头胀头痛
	兼症	阳痿,阴寒	腰膝酸软,五心烦热,低热
	苔脉	舌苔薄,舌质淡红	脉数而弦,苔薄腻尖红
病机		脾肾两虚,水谷精微运化失调,不能荣养周身而溢于肌肤,则为形盛体胖,颜面浮肿	肾阴不足,肝阳上亢化火,肝木侮土,出现下虚上盛、消谷善饥、烦热之症,多见于肥胖合并高血压、糖尿病患者
治法		健脾补肾,温阳化湿	滋阴补肾,平肝泻火
例方		真武汤、附子理中汤	大补阴丸、杞菊地黄丸
常用药		黄芪、党参、白术、茯苓、附子、肉桂、熟地、补骨脂、仙灵脾、仙茅、泽泻、冬瓜皮	全瓜蒌、半夏、枳实、大黄、大腹皮

减肥方法

中医的常用减肥方法包括内服汤药、针灸、推拿、刮痧拔罐、药浴、药膳、药包等,其中,内服汤药、针灸、推拿是最重要的 3 种减肥方法。

1. 中药减肥　往往通过中医的辨证论治,从益气、健脾、化痰等着手,利用中药的优势,通过益气消泻的方法,调整人体各器官恢复原有功能,将人体多余的脂肪转化成热量和气血,供人体自身所需,达到气血平衡,从而达到健康减肥的目的。

2. 针灸减肥　通过刺激经络腧穴,来调整"下丘脑—垂体—肾上腺皮质"和"交感—肾上腺髓质"两大系统功能,对神经系统、消化功能及一些活性物质有比较确切的影响,一方面加快基础代谢率,由此提高脂肪循环,生产热量,使积存的脂肪消耗掉;另一方面抑制消化吸收功能,让餐后胃排空延迟,降低饥饿感,进而调整、改善人体自身平衡,最终实现减肥。

3. 推拿按摩减肥　是根据中医学中的经络学说进行减肥的一种方

法,疗效显著且无不良反应。推拿按摩减肥主要是作用于局部,减少皮下脂肪的积聚,加快脂肪的代谢和吸收,如腹部、臀部、四肢、肩背部等,推拿对消化系统、内分泌系统、神经体液代谢、糖代谢等都具有双向调节作用。

中医减肥的不良反应相对较小,很少发生头晕、泄泻、呕吐等症状。

单一方法起的效果有限,而且易反弹,减肥更重综合,一是治疗方式上的综合,一是生活方式调整上的综合。

中医药治疗上的综合主要是内科治疗、针灸治疗与推拿治疗相结合。

六、肥胖的自我保健

生活方式调整

简言之就是少吃多动。饮食上首要的是有节制。晋代葛洪提出"养生之旨,食不过饱,饮不过多"。梁代陶弘景解释说"饮食过多则气滞,百脉闭塞,血气不行则伤形"。明代《老老恒言》从保护消化系统功能阐述了节制饮食的意义:"凡食总以少为有益,脾胃易磨运,乃化精血。否则,多食至受伤,故曰少食以安脾也。"后世龙遵叙在《食色绅言》中指出多食之人有五苦:"一是大便数,二是小便多,三是扰睡眠,四是身重不堪修业,五者多患食不消化,自滞苦际。"

饮食清淡平衡

主要应注意以下四点。

其一,口味清淡,酸、苦、甘、辛、咸五味不能过偏。

其二,多食素而少食肉,少饮酒。

其三,要因人制宜。传统中医药学认为人体有寒、热、虚、实不同的体质属性,而所有的食物亦有温、凉、润、燥、补、泻的特性功效,在食物的选择上应当注意与人体的体质属性相适宜,所谓"相宜者养形,不宜者伤身"。如虚寒体质的人,宜多吃温热食品而不宜食生冷寒凉食品。如阴虚火旺的人,宜多吃甘润生津的食品而不宜食温燥辛辣的食品等。

其四,使排便通畅。便秘也可以造成肥胖,肥胖人士常有气血不通畅、毒素堆积的情况发生,适当摄入一些纤维素含量高的蔬菜等食品有利于减肥。

饮食方面肥胖人士都知道少吃荤菜,但对素菜的选择可能知之不详,所以我们选择了一些有减肥功效的蔬菜推荐给大家。

冬瓜:可充饥利尿,系减肥佳品,宜常饮冬瓜汤。

赤小豆:具有清热利尿、消肿、减肥作用,一年四季均可煮汤吃。

黄瓜:含水量高达 96%,能充饥、消暑、止渴、利尿。

萝卜:具有消腻、破气、化痰、止咳等功效,还能降血脂、降血压。

韭菜:可促进肠蠕动,有较强的通便作用。

山楂:具有消食化积、降低血脂等作用。

大豆及大豆制品:能促进脂肪代谢,使皮下脂肪不易堆积。

适当体育运动

传统体育运动多是以中医学理论为指导,强调意念、呼吸和躯体运动的配合,即所谓意守、调息、动形的统一,和竞技体育形成鲜明反差。传统体育运动动作幅度相对温和,更有利于健身。《三国志》有云:“动摇则谷气得消,血脉流通,病不得生,譬犹户枢不朽是也。是以古之仙者为导引之事,熊颈鸱顾,引挽腰体,动诸关节,以求难老。”所以习练传统功法,如太极拳、八段锦、五禽戏等是有助于减肥健身的。

运动,也是有一定讲究的。运动贵在坚持,有人认为只要运动就能减肥,这存在一定误区。一般来说,人体在运动 20 分钟之后,才会逐渐消耗体内的脂肪。所以,每次运动最少要持续 30 分钟。原则上,每日都应坚持运动,如果有困难,每周也要运动 3 次以上。运动减肥是一场持久战,至少要坚持 2 个月才能有比较明显的效果。运动可消耗体内的能量,但运动必须与合理的饮食控制相结合才真正有效。

这里,还可以向大家推荐一种运动——游泳,游泳是少有的水平运动项目之一,可以让全身的肌肉参与运动,而且较少增加骨骼负担,减肥效果不错, 对整体的健康状态也有良好的作用。此外, 选择慢跑、羽毛球等项目也较可行。常人每日行走的步数大概在 6000 步左右, 若要减肥, 可以把每日的步数提高到 10000 步以上。

调畅精神情志

调精神, 畅情志也有助于减肥。

第一, 保持兴趣广泛, 心情愉快。愉快乐观能对预防肥胖起到一定的作用, 这是因为良好的情绪能使体内各系统的生理功能保持正常运行。反之, 一个人孤独沉默, 机体各个系统的生理功能可能会受到影响, 代谢减慢, 加上运动量小, 能量消耗相对较少, 易造成脂肪堆积。

第二, 保持持之以恒的心态。我们要认识到减肥的长期性, 要想在 1 个星期、1 个月之内消耗体内多余的脂肪并不现实, 所谓"立竿见影"的效果较为罕见。要在日常生活中坚持, 保持良好的持之以恒的心态, 才能真正起到预防保健作用。减肥不能半途而废, 否则可能出现体重"反弹"现象, 会比减肥前更胖。另外, 半途而废的减肥者, 患心脏病和其他疾病的机会要比从不减肥的人高出 2 倍。如果不能坚持到底, 不如不减肥。

服用减肥中药

在有条件的情况下, 请中医师辨证处方当然最好, 如果症状轻微, 不妨自己在家用中药泡茶喝, 也可以起到一定效果, 下面介绍一些有减肥功效的单味草药。

决明子: 清热明目, 润肠通便。

荷叶: 清热利湿。

泽泻: 利小便, 清湿热。

番泻叶: 清热行滞, 通便利水。

茯苓: 利水渗湿, 健脾宁心。

汉防己: 利水消肿, 祛风止痛。

防风: 解表祛风, 胜湿, 止疼。

黄芪: 补气固表, 利尿生肌。

白术:健脾益气,燥湿利水。

何首乌:润肠通便,解毒消痈。

山楂:消食健胃,行气散瘀。

海藻:软坚散结,消痰,利水。

虎杖:活血清热,降脂。

其他:生蒲黄、三七、红花、桃仁、王不留行等均具活血化瘀的功效。

以上中药可以根据个人情况选择单用或几味合用。

点穴按摩减肥

1. 按摩减肥　揉腹时,仰卧位,解开衣扣,以肚脐为中心,以 10cm 为半径,由上左下右圆周按揉 30 分钟,每日 1～2 次。动作要轻而缓慢,连续不断。

2. 点穴减肥　点按有关穴位(关元、足三里等)。

3. 耳穴贴压　取三焦、肺、内分泌、脾、饥点、胃、子宫等穴,王不留行粘贴,随时按摩刺激,5 日 1 个疗程。

七、肥胖的预防

对已经有肥胖症的人群而言,毫无疑问,首要的是积极进行减肥,而对于其他人员而言,预防才是关键,在预防上进行适当投入,收益远超事后的补救,也即是中医的"治未病"。肥胖通过一定的方法途径,可以有效避免。对肥胖的预防,要牢牢把握容易发胖的几个时期。

胎儿期

防止肥胖症应当从胎儿期就开始。胎儿在妊娠的后半期,体内就堆积了大量的脂肪,出生后婴儿体内脂肪继续增加,这个过程应该看作是生理现象。但是如果继续增加,将会促使细胞组织的增生肥大,为终生肥胖打下脂肪库的基础,这时就处于病理状态了。因此,在妊娠期需要掌握好膳食平衡,孕妇的体重不要增长过多,使胎儿获得正常发育。

婴儿期

婴儿 6 个月时，脂肪占体重的 26%，1 岁以后体脂含量逐渐下降，3 岁的时候降为体重的 20%。如果婴儿期摄入的食物超过生理需要，这些多余的食物将会为体脂的储备打下基础。

母乳喂养和辅食添加：母乳喂养的婴儿很少发生脂肪过多积聚，因此母乳喂养可以防止肥胖症的发生。一方面要注意不要过早地添加辅食，尤其是固体辅食；另一方面，当婴儿可以添加辅食的时候，给予合理的配餐，并帮助婴幼儿养成良好的饮食习惯。

学龄期

要防止摄入过多的零食，尤其是高脂、高糖的零食。

青春期

体力活动减少，脑力劳动增加，摄入过多零食或高脂膳食等可导致易肥胖。

围产期

孕期总增重 11kg 左右最为合适，产科并发症也最低。哺乳期维持适宜的体重，保持在稳定的状态，不增胖也不减重。适宜的体重降低幅度为 <0.45kg/周。

中老年

由于基础代谢率的降低，从中年开始应该调整能量摄入。40～49 岁，应减少 5%，50～59 岁应减少 10%，60～69 岁应减少 20%，70 岁以上减少 30%。更年期妇女因激素的变化容易在此期肥胖。

肥胖有几个高发时期，跟激素分泌水平的变动关系密切。凡儿童青春发育期、妇女产后及绝经期、男性中年以后或病后恢复期，特别是有肥胖家族史者尤应注意，应自觉地长期坚持节食与运动的防治原则，避免依赖药物和滥用药物。

肥胖不仅仅影响人们的审美体验，更重要的是它和健康密切相关，是多种疾病的诱发因素，尤其是罹患高血压、糖尿病、高脂血症、高尿酸血症、痛风等代谢相关症候和疾病的风险大幅增高。若不积极采取行动进行防治,恐怕成千上万的人将受到波及,毋庸置疑肥胖是 21 世纪极为重大的公共卫生问题。目前,肥胖已经取代了营养不良和感染所引起的疾病,成为危害人类健康的主要杀手。

常见病症中医防治

感　冒

人吃五谷杂粮,难免会有个头疼脑热的,这是怎么了呢?感冒了!如果说这个世界上还有一种病是每个人都会得的,那肯定是感冒。通常我们认为的挨挨就会好的感冒医学上称为普通感冒。

可是你知道吗?1918年一场横扫亚非拉美的流行性感冒——西班牙流感曾夺走了至少2000万人的性命。在人类的记忆里,还没有其他传染病可以在短短一年中杀死如此多的人。流行性感冒一般每15年左右在世界范围内就会出现一次大的流行,20世纪有过6次世界性大流行,21世纪如果它在我们身边流行起来,我们又应该如何应对呢?

一、主要症状与检查

普通感冒往往以咽部粗糙感、干燥或咽痛为早期表现,然后出现明显的喷嚏、鼻塞、流涕等,如果病变向下发展,才会出现声音嘶哑、咳嗽甚至胸痛,一般体温不会超过39℃,全身酸痛、乏力、头痛等较轻或没有,有些患者会出现胃口不好、腹胀、便秘等症状。

流行性感冒多有急起高热,全身症状较重而呼吸道症状并不严重,表

现为明显怕冷、发热重、头痛、乏力、全身酸痛等。体温一般可达 39～
40℃,一般持续 2～3 日后渐退。头痛等全身症状好转,鼻塞、流涕、咽痛、
干咳等上呼吸道症状却越来越重,少数人会有鼻出血或者胃口不好、恶
心、便秘或腹泻等胃肠道症状。患者面颊明显发红,眼结膜充血,眼球胀
痛,咽部充血。

二、中西医怎么认识感冒

西医

感冒是病毒引起的急性上呼吸道传染病,包括为普通感冒和流行性
感冒两类。普通感冒最常见,一年四季均可发生,症状较轻,一般数日即
可痊愈。流行性感冒多在 11 月至次年 2 月发生,起病急骤,全身症状很
重,并且蔓延迅速,在短期内引起广泛流行。有时我们会碰到很多人同时
或先后感冒,往往认为是得了流感,其实是不准确的,他们中大多数是普
通感冒,而不是真正的流行性感冒。普通感冒是由鼻病毒、呼吸道融合病
毒、副流感病毒等引起的,而流行性感冒是由流感病毒引起的。要确诊普
通感冒与流行性感冒,必须要进行病毒检测,仅从临床症状甚至血象检查
都会有误诊。普通感冒和流行性感冒在中后期往往会合并细菌感染,表
现为持续发热、黄黏鼻涕、黄黏痰等,必须要去医院进行实验室检查,并在
医生指导下合理用药。由于感冒的临床表现与流行性脑脊髓膜炎、支原
体肺炎、肝炎等的早期表现类似,建议去医院就诊以明确诊断。

中医

一般大家会认为"感冒"是西医诊断,其实"感冒"一词最早出现于南
宋杨士瀛编著的《仁斋直指方论》中,现在为中西医共用的病名,所指内容
大致相同。在中医学著作中,"伤风"、"冒风"等多指普通感冒,而"时行感
冒"、"时气"等多指流行性感冒。中医对"伤风"与"时行感冒"的确定依据
主要是症状表现,而不是病原微生物。有时由鼻病毒引起的普通感冒与

流感病毒引起的流行性感冒，在中医看来，其病因可能是相同的。

中医认为感冒的病因主要是外邪，即外界气候的变化。根据季节的不同，外邪可分为风、寒、暑、湿、燥、火，冬春季多为风邪和寒邪，夏季多为暑邪和湿邪，秋季多燥邪，春夏之交多为热邪即火邪，邪气的传染性很强时还称为"疫疠之邪"。感冒一年四季都可发生，但以秋冬季节发病率最高，所以又称为伤寒。但如果一次感冒后迁延不愈或反复感冒者，就说明这个人正气不足，抵抗外邪的能力差。中医对于这种反复发作或迁延不愈患者的治疗，就不仅仅是在每次发作时治疗，而是在其发作间歇期积极运用补益正气或调理体质的方法，往往能减少发作或减轻其症状。这是中医"正邪相争"的发病观的体现。其实，不仅气候、地域、体质等影响感冒，中医认为情志变化、特殊生理期、年龄、性别、饮食起居等也与感冒的发生与治疗密切相关，比如中医认为"忧恐喜怒，五脏空虚，血气离守"而易感冒，妇女经期易感冒，房事过度易感冒，老年人感冒和小儿感冒在治疗时差别很大。

从临床来看，感冒最常见的有五个类型，分别为风寒型感冒、风热型感冒、暑湿型感冒、气虚体质型感冒、内热体质型感冒。其病情发展往往有三种情况，分别为痰热壅肺、热入心包、邪陷胃肠。

三、基本治疗

西医

西医学对普通感冒与流行性感冒的治疗包括对症治疗和抗病毒治疗。对症治疗包括卧床休息、多饮水、保持室内通风，体温在 38.5℃ 以上、合并细菌感染时必须要在医生指导下合理使用解热镇痛药和抗生素。如果出现发热、寒战，有黄绿色鼻涕，嗓子痛、有白色脓点，病程拖至 7 日以上，化验结果表明有细菌感染，才考虑使用抗生素。抗病毒也须在医生指导下用药。

中医

中医治疗感冒是建立在辨证的基础上的,如果辨证不准或错误,可能会延长病程或加重病情。中医辨证感冒必须要考虑风寒感冒与风热感冒的鉴别、四时季节与感冒类型的相关性、不同体质类型与感冒类型的相关性、有慢性病基础的感冒与感冒后严重并发症的治疗权衡。建议不要盲目服用中成药,特别是多种中西药一起服用。

四、预防保健

未病可先防

虽然感冒在病因上有病原学因素,但从近年来的研究来看,感冒病毒只有在一定条件下才会致病,阻断致病条件就可以减少感冒的发生。下面分别从吃、穿、住、行、药五个方面来谈谈如何预防感冒。

1. 吃要注意　少食盐、多饮水、吃早饭、宜食姜和萝卜、常备藿香正气散。高盐饮食和饮水不足易致呼吸道黏膜发生感染,平时要养成低钠饮食和定时饮水的习惯,不要等口渴了才去喝水。中医认为脾气不足,就不能很好地保护人体免受外邪侵犯,吃早饭可以增强人体的抵抗力,特别是营养丰富、易消化的粥类。民间谚语"早晚吃点儿姜,百病都不长"、"朝食三片姜,犹如人参汤",生姜有温胃散寒的作用,可以促进汗出,减少感冒。俗话说"冬吃萝卜夏吃姜,不劳医生开药方",秋冬季节,气候转冷,饮食中的肉类会逐渐增多,胃肠运动减弱,条件致病菌可能会致病,而萝卜不仅可使胃肠运动增强,而且有润肺止咳的作用。藿香正气散是中医治疗感冒初起的常用有效方药,如果在气温突降或淋雨时预服些藿香正气散,能有效阻断或减轻感冒。药店有藿香正气液、藿香正气软胶囊、藿香正气丸三种剂型,服后以身上微微汗出为最好。

2. 穿要注意　加衣、护颈、穿袜子。人在气温下降时,机体的抵抗力也会随之降低,而增加感冒的易感性,所以在节气变换、早晚温差较大时注意加衣保暖。经常按摩和温熨颈部能有效减少感冒的发生,在秋冬季节注意戴围巾。"冻头暖足"是中国传统的养生习惯,中医认为足底是足少阴肾经经气的交会处,晚上睡觉前用热水泡脚不仅能减少感冒的发生,还可以促进睡眠。

3. 住要注意　开窗通风、经常洗手、食醋熏室、冷水洗脸、麻油涂鼻、充足睡眠、舒心乐观、按足三里、捏脊。保持室内通风、经常洗手、食醋熏室可以有效阻断感冒病毒的传播途径。冷水洗脸可以使面部血流加速,麻油涂鼻可以保护鼻腔黏膜,减少感冒的机会。充足的睡眠、乐观舒心、按压足三里、捏脊可以提高人体的抵抗力。

4. 行要注意　多做户外体育锻炼、早晨外出前揉搓耳垂至发热。生命在于运动,临床观察,平时活动少的人患感冒的机会比正常人高 2～3 倍。平时易感冒的患者,耐寒锻炼一般从秋季开始。

5. 药要注意　慎服药。未病前慎用抗生素和清热解毒类中成药,这些药物都有损伤脾胃的作用,长时间服用往往使脾气偏虚,抵抗力下降。气虚体质型感冒患者平时可服用玉屏风颗粒或生晒参片,内热体质型患者平时可服用白茅根、芦根、蒲公英等轻清凉泻之药。

既病可减轻

在整个感冒病程中,都需要注意卧床休息和多饮水,饮食要以清淡为主。当感冒病情较重时,或为了加强西药治疗效果时,可配用饮食疗法和其他中医治疗方法。

1. 饮食疗法　民间有很多常用饮食物治疗感冒的方法,这些方法治疗轻型感冒,不仅能收到良好的效果,而且没有不良反应。饮食疗法不像辨证论治那样要分得很精细,只分寒热两类,暑湿感冒可选用风热感冒的饮食疗法。

(1) 风寒感冒:①连须葱白 30g,淡豆豉 10g,生姜 3 片,水煎服,服后盖被取汗。②鲜生姜 30g 切片,红糖 30g,水煎热服,盖被取汗。③大白菜根 3 个洗净切片,大葱根 7 个,加白糖适度量,煎汤热服取汗。④黄豆一把,葱白 3 根,白萝卜切片,水煎热服取汗。⑤大蒜 15g,生姜 15g,均切片,水煎热服,服时加红糖适量,微取汗。⑥藿香正气液 1～2 支,每日 2～3 次,微取汗。

(2) 风热感冒:①苦瓜瓤 30g,煮熟吃,每日吃 2 次。②白萝卜 250g,洗净切片,煎水,加适当白糖,趁热服。③葛根 10g,淡豆豉 10g,葱白 3 茎,麦冬 10g,粳米 50g,葱白等其他四药煮至粳米破裂时加入,再煮 3～5 分钟,温服。④干黄花菜、红糖各 250g,水煎服。

2. 其他疗法　中医治疗方法丰富,除了内服药物外,还有针刺、推拿、刮痧、拔罐、药浴等。在这里介绍最安全的推拿与刮痧,针刺、拔罐和药浴要去医疗机构进行。

(1) 推拿法:主要选取合谷穴、外关穴、曲池穴、印堂穴、头维穴、太阳穴、风池穴、肩井穴,主要采用推法、拿法和按法进行操作,以穴位处出现持续性的酸胀感为度。

(2) 刮痧法:用刮痧板或白瓷汤匙,蘸麻油或温水,在胸部、背部、肘窝部、腘窝部进行反复刮,力量由轻渐重,保持湿润,直至局部出现深红色斑点斑块为止。其中胸部由前正中线向外刮,背部在脊椎两旁,由上向下刮,肘窝部和腘窝部由上向下刮。

病后防复发

中医认为感冒症状基本消失后,还不能说明身体已经完全恢复正常,中医认为如果不注意调养,可能会复发。其注意事项主要包括三个方面,第一是避风寒,特别是在前期的治疗中有过汗出较多者;第二是不能过劳,包括体力劳动与脑力劳动,尽量多休息,上呼吸道黏膜的自然恢复时间一般在 12 日左右,在这个时段里尽量做轻劳力活动;第三是不能多食与食肉,一般人们认为感冒的发生是因为抵抗力下降,感冒时又是发热又是饮食清淡量少,身体一定很虚了,往往会在感冒症状刚刚消失时大量进食,特别是进食肉类和有补益作用的中药,结果却适得其反。《黄帝内经》就提出了"多食则遗,食肉则复"的理论,"遗"是迁延不能痊愈,"复"是病情反复，感冒症状再次出现。服用有补益作用的中药，因为病邪可能还没有完全祛除，往往会闭门留寇。

从上面的论述可以看出，感冒虽由病毒引起，可致病条件却是因生活不规律而引起，可以说感冒，特别是反复发作性的感冒已是生活习惯病，必须从生活习惯入手调理，才能达到更好的防治效果。

慢性支气管炎

寒冬腊月，天寒地冻，又到了慢性支气管炎的好发季节。慢性支气管炎简称慢支，指气管、支气管黏膜及其周围组织的慢性非特异性炎症。临床上以慢性反复发作性的咳嗽、咳痰或伴有喘息为特征。本病多见于中老年人，所以又有"老慢支"之称。据资料统计，我国 50 岁以上的老年人患病率可高达 15％左右。

慢性支气管炎的病因到现在还没有完全清楚，据国内外调查与研究认为，是多种因素长期互相作用的结果。病毒和细菌所引起的感染是慢性支气管炎继发感染和加剧病变发展的重要因素，粉尘、大气污染、刺激性烟雾、长期吸烟的慢性刺激是主要病因之一，气候寒冷、过敏因素也是发病的诱因。机体抵抗力减弱，呼吸道局部防御功能降低，是引发慢性支气管炎的内因。

一、主要症状与检查

慢性支气管炎的诊断主要根据病史和症状。如果有反复发作的咳嗽、咳痰或伴喘息，每年发病至少持续 3 个月，连续 2 年或以上者，并排除其他如肺结核、尘肺、支气管哮喘、支气管扩张、肺癌、心脏病等心、肺疾患，即可诊断为慢性支气管炎。如每年发病持续不足 3 个月，而有明确的如 X 线、肺功能等客观检查依据，亦可诊断。

慢性支气管炎属中医学"内伤咳嗽"范畴，为脏腑功能失调，内邪干肺所致。内伤咳嗽可从以下几个方面确定诊断：①咳逆有声，或伴咽痒咯痰。②因外感反复发作，病程较长，咳嗽而伴见脏腑病变。③急性发作时，周围血白细胞总数和中性粒细胞增高。④听诊可闻及两肺呼吸音增粗，或伴散在干湿性啰音。⑤肺部 X 线摄片检查正常或肺纹理增粗。

二、中西医怎么认识慢性支气管炎

西医

慢性支气管炎确诊后要做好长期治疗的准备，不可过分心急，在急性期应以消炎、祛痰、平喘、镇咳等为主，而缓解期则要注意规律作息，避免受凉，并合理营养、适量运动。也可以吃药增强免疫力。切不可迷信民间的一些"偏方"，很多"偏方"都含激素类药物，容易产生依赖性和其他不良反应。自身免疫力低下、呼吸道抵抗力下降是慢支发病的内因。此外，吸烟（包括被动吸烟）、厨房烹调油烟及大气污染是外在环境因素，而中老年人随着年龄的增长，身体有退行性变化，在这些外因下很容易诱发此病，因此，要尽量避免上述外因。

慢支主要表现为反复地、长期地咳嗽、咳痰、咳喘，常常于冬春季节病情加重，也表现有急性感染发作，发作一次加重一成，使得病情迁延难愈、甚至可伴随终身。慢支是多种疾病的根源。就呼吸系统疾病来说，它可以发展成慢性阻塞性肺疾病、肺气肿，最后还可能发展成肺心病。慢支又会影响肺功能，慢支一旦急性发作，支气管中的腺体就会产生多于平时的黏液，当身体想把这些黏液从肺里清除时，便会引起咳嗽，也会降低患者的肺功能，同时，还会加快慢支的病程进展。此外，慢支还会严重地影响生活质量，支气管炎还会造成身体长期处于缺氧状态，从而影响到患者的饮食、睡眠等,导致患者的生活质量和生存质量下降。

中医

在中医学中,慢性支气管炎属"内伤咳嗽",在最早的中医经典《黄帝内经》中有"五脏六腑皆令人咳,非独肺也"之说。慢性咳嗽的病理因素主要为"痰"与"火"。但痰有寒热之别,火有虚实之分;痰可郁而化火,火能炼液灼津为痰。他脏及肺者,多因邪实导致正虚,如肝火犯肺每见气火耗伤肺津,炼液为痰。痰湿犯肺者,多因脾失健运,水谷不能化为精微上输以养肺,反而聚为痰浊,上贮于肺,肺气窒塞,上逆为咳。若病久,肺脾两虚,气不化津,则痰浊更易滋生,此即"脾为生痰之源,肺为贮痰之器"的道理。甚者病延及肾,由咳至喘。如痰湿蕴肺,遇外感而引触,转从热化,则可表现为痰热咳嗽;若转从寒化,则可表现为寒痰咳嗽。至于肺脏自病的咳嗽则多因虚致实,如肺阴不足每致阴虚火旺,灼津为痰,肺失濡润,气逆作咳,或肺气亏虚,肃降无权,气不化津,津聚成痰,气逆于上,引起咳嗽。

三、基本治疗

西医

慢性支气管炎在气候剧烈变化或人体抵抗力下降时容易急性发作,在急性发作期应积极控制感染,遵照医嘱,选择有效的抗菌药物治疗。常用药物有:复方磺胺甲醛异恶唑、强力毒素、红霉素、青霉素等。治疗无效时,也可以选用患者未用过或少用的药物,如麦迪霉素、螺旋霉素、先锋霉素等。在急性感染控制后,及时停用抗菌药物,以免长期应用引起不良。其次要积极促使排痰。急性期患者在使用抗菌药物的同时,应用镇咳、祛痰药物。对年老体弱无力咳痰的患者或痰量较多的患者,应以祛痰为主,不宜选用强烈镇咳药,以免抑制中枢神经加重呼吸道炎症,导致病情恶化。如有气喘者常选用如氨茶碱、特布他林、沙丁胺醇、复方氯喘片等支气管扩张剂以解痉平喘,如支气管扩张剂使用后效果不明显,气道仍有持续阻塞，必要时可试用糖皮质激素。有条件者可用气雾疗法，生理盐水或祛痰药进行雾化吸入，或用超声雾化吸入，可稀释气管内的分泌物，有利排痰。

中医

中医治疗强调辨证，根据咳嗽的特点、舌脉和伴随症状进行辨证论治。若出现咳嗽反复发作，咳声重浊，胸闷气憋，尤以晨起咳甚，痰多，痰黏腻或稠厚成块，色白或带灰色，痰出则憋减咳轻，常伴脘闷，食少，腹胀，大便时溏，舌苔白腻，脉濡滑，属痰湿蕴肺的咳嗽，治当燥湿化痰，理气止咳，用二陈汤合三子养亲汤加减。如见咳嗽气息粗促，或喉中有痰声，痰多质黏厚或稠黄，咯吐不爽，或有热腥味，或吐血痰，胸胁胀满，咳时引痛，面赤，或有身热，口干而黏，欲饮水，舌质红，舌苔薄黄腻，脉滑数，则属痰热郁肺的咳嗽，治当清热肃肺，化痰止咳，用清金化痰汤。如上气咳逆阵作，咳时面赤，咽干口苦，常感痰滞咽喉而咯之难出，量少质黏，或如絮条，胸胁胀痛，咳时加剧。症状可随情绪波动而增减。舌红或舌边红，舌苔薄黄少津，脉弦数，当属肝火犯肺之咳嗽，治当清肝泻肺，化痰止咳，用黛蛤散合黄芩泻白散。如干咳，咳声短促，或痰中带血丝，低热，午后颧红，盗汗，口干，舌质红，少苔，脉细数，则肺阴亏耗之咳嗽，治以滋阴润肺，化痰止咳，用沙参麦冬汤。

四、预防保健

慢性支气管炎容易在冬季发病，主要因为本病患者卫外不固，抵抗力低下，在寒冷季节，各种感染容易发生，常见的细菌感染如流感嗜血杆菌、甲型链球菌、肺炎双球菌，病毒感染如鼻病毒及流感病毒等。其次，天气寒冷，气温骤变，气压改变，湿度改变，均能降低支气管自净——排出功能，诱发慢性支气管炎。再者，对具有过敏体质的人，冷空气可作为过敏原，直接刺激支气管，引起慢性支气管炎的发作。因此，民间有"老慢支患者不易过冬"的说法。因此,在冬令时节,应及时采取各种相应的防治措施,以减少老慢支的发生和发展。

首要戒烟

最重要的措施。慢性支气管炎患者不但要首先戒烟,而且还要避免被动吸烟,因为烟中的化学物质如焦油、尼古丁、氰氢酸等,可作用于自主神经,引起支气管痉挛,从而增加呼吸道阻力;另外,还可损伤支气管黏膜上皮细胞及其纤毛,使支气管黏膜分泌物增多,降低肺的净化功能,易引起病原菌在肺及支气管内的繁殖,致慢性支气管炎的发生。

注意饮食

首先要注意供应高蛋白、高维生素饮食,因为"老慢支"患者身体比较虚弱,所以宜采用高蛋白饮食予以补充;平时可多选用牛奶、鸡蛋、瘦肉、鱼、豆制品等营养价值高的优质蛋白质,以补充消耗,增强机体免疫功能。其次,冬季可适当吃些羊肉、狗肉、牛肉等热性肉类,以起到温补效果,但症属阴虚内热、多痰多火者,应慎食。还可选用具有健脾、补肾、益肺、理气、止咳、祛痰功效的食物,如梨、橘子、大枣、百合、莲子、白木耳、核桃、蜂蜜及猪、羊、牛肉等,这些食物既能强身又有助于症状的缓解。禁烟戒酒,少食辛辣等刺激性的食物以及虾、蟹等。

起居调摄

冬天,居室内定期通气换气,温度、湿度适宜,是减少"老慢支"发病的重要措施。居室内的门窗应定时打开,使空气流通,不仅可使不良的气味得到排除,而且可以使室内的细菌减少。当然每次通风时间不宜太长,以30分钟为宜,以免造成室温骤降。居室内应严禁吸烟,尽量避免油烟、柴烟、煤烟的污染。

加强锻炼

要持之以恒地加强力所能及的体力活动和体育锻炼。老慢支患者,特别是已并发肺气肿或肺心病的人,活动量稍多就会感到气短不适,当然要控制过重的体力活动和体育锻炼。但夏秋早晨、冬天中午饭前散散步,做做增强肺功能（即增强膈肌活动）的呼吸操，如屏气和拢嘴唇呼气等，都有利于增强全身抵抗力。还可坚持用冷水洗脸，冲洗鼻腔，以锻炼耐寒能力。

贴脐扶正

每年北方在白露后，南方在寒露后，即用肉桂 30g，公丁香 15g，吴茱萸 15g，共研成粉末，加冰片 1g 搅匀，装入有色瓶内密封待用。用时挑出适量药粉，填入脐中，以填满为度，外用普通胶布或伤湿止痛膏贴封，每隔 2～3 日换药 1 次，以 10 次为 1 疗程，疗程期间休息 5～7 日。连续贴脐 4～6 个疗程，直到次年春暖花开。急性发作时，可配合其他药物，贴脐照常进行。这个方法是古来就有，民间也流传的。所用药物是根据中医学理论配伍的，有温阳化气、扶正固本的作用。经临床验证，贴脐法有提高患者免疫功能，增强抵抗力，预防感冒，减少气管炎急性发作，减轻缓解期的症状等作用。

积极预防

外邪侵害机体，呼吸道首当其冲，支气管炎常因感冒而诱发，二者好似"孪生兄弟"。故在气候变化和寒冷季节，注意及时添减衣服，避免受凉感冒，预防流感对避免"老慢支"复发非常重要。

冠 心 病

心脏是一个强而有力的泵,通过复杂的动脉及静脉网将血液输送到所有重要的器官。

心脏、动脉和静脉处于良好的状态是非常重要的。冠心病是供应心脏的血管"冠状动脉"发生病变(粥样硬化)使冠状动脉狭窄或阻塞,导致心脏供血不足(缺血)、缺氧或坏死,而发生的心脏病——冠状动脉粥样硬化性心脏病,简称"冠心病"。据 WHO 统计,到目前为止,心血管发病及死亡率已经跃居第一位。如何有效防治心血管病的发生,是世界每一个医疗体系都不能回避的医学课题、社会课题。本病多发于 40 岁以上人群,男性多于女性,脑力劳动者居多。在我国,近年来本病患病率有明显上升趋势,是危害人民健康的常见病。

一、主要症状与检查

当一个具有冠心病发病基础(年龄较大,多重危险因素)的患者出现具有下列特征的胸痛时,要高度怀疑冠心病。在劳累、寒冷或饱餐后,心前区或胸骨后有闷痛、压榨或窒息感,疼痛可放射到左肩或左上肢小指端,持续时间 1～5 分钟,一般不超过 15 分钟,含硝酸甘油 3～5 分钟后迅速缓解。可以伴有全身症状:发热,心动过速,白细胞增高;胃肠道症状:常伴恶心、呕吐、上腹胀痛。

冠心病在临床上有五种临床表现:隐匿型或无症状型冠心病、心绞痛型冠心病、心肌梗死型冠心病、缺血型心肌病、猝死(原发性心脏骤停型冠心病)。有以下冠心病危险因素2项以上,无自觉症状者可诊断为隐匿性冠心病,有心律失常或心力衰竭者,可诊断为冠心病心律失常或心力衰竭:①高血压、高脂血症、长期吸烟、糖尿病患者。②心电图缺血型表现。③心电图负荷试验呈阳性。④超声心动图有典型节段性室壁运动异常而无其他原因可解释者。⑤放射性核素扫描显示心肌缺血而无其他原因可解释者。

二、中西医怎么认识冠心病

西医

冠心病的病因是冠状动脉粥样硬化,其原因尚未完全明了,一般认为是多因素作用于不同环节累积的后果,而这些因素亦称为危险因素。主要的危险因素有:①血脂异常。②高血压。③吸烟。④糖尿病或糖耐量异常。⑤年龄、性别。其他危险因素有:①少动。②多吃。③肥胖。④遗传。⑤急躁。⑥胰岛素抵抗增强。⑦血中同型半胱氨酸增高。⑧血中纤维蛋白原及一些凝血因子增高。⑨病毒、衣原体感染等。

中医

冠心病心绞痛属中医"胸痹心痛"范畴。在2000多年前中医的经典著作《黄帝内经》里就对冠心病有记载,称为"真心痛"和"厥心痛"。在汉代张仲景所著的《伤寒杂病论》里称"胸痹"。一直沿用至今。本病是由于正气亏虚、痰浊、瘀血、气滞、寒凝引起心脉痹阻不畅而发病。胸痹心痛患者多发生在40岁以上的中老年人,随着年龄的增长,元气逐渐虚损,气阴暗耗,脏器衰微,冠心病反复发作。日久耗气伤阴、气阴进一步耗损的结果导致冠心病病情的加重与恶化，冠心病患者临床症状中疼痛特点以闷痛多见，而由血瘀所致的刺痛相对少见，许多患者有痰热证的表现。《证治汇补》曰："气郁痰火，忧恚则发，心膈大痛，次走胸背。"

三、基本治疗

西医

主要有三种方式。①药物治疗：硝酸酯类，溶血栓药物，抗凝药物等。②介入治疗：经皮冠脉成形术（PTCA），是通过穿刺股动脉送入一些微型的管子到心脏附近的血管，对狭窄或闭塞的冠状动脉进行扩张。PTCA是一种微创手术，伤口仅有绿豆大小，技术虽然复杂，但创伤小，成功率高，现在越来越得到广大医生和患者所接受。③冠状动脉搭桥术：是对于冠心病患者的一个非常普通而有效的治疗方法，能使患者恢复健康和劳动能力。

中医

根据患者发病原因及临床表现的不同采取有针对性的中医治疗方法。如阳气虚弱的患者应温阳益气、通络止痛，使用参附汤加减；阴血虚症状的患者应滋阴补血，用桃红四物汤合六味地黄汤加减；阴寒凝滞症状的患者要通阳开结并散寒止痛，使用栝蒌薤白桂枝汤加减；气滞血瘀症状患者应理气化瘀并活血止痛，使用血府逐瘀汤加减等。

近年来通过不断的研究发现，中医其他特色治疗取得较好的疗效。而且中医提倡治未病，既能补充体内所需的营养物质，又可以预防疾病的发生。

1. 针灸

［主穴］心俞、厥阴俞。

［配穴］内关、足三里、间使，每次取主穴一对配穴一对或一侧，不留针。每日1次，12～15日为1疗程。疗程间休息3～5日。

2. 穴位注射

[主穴] 心俞、厥阴俞。

[配穴] 内关、间使，每日取两穴交替。每穴注射黄芪针(2ml)或丹参针(2ml)或参脉针(2ml)。

3. 耳针 取心、小肠、交感、皮质下为主，辅以脑点、肺、肝、胸、降压沟、兴奋点少数心区刺二根针。每次选3～5穴，针入后接电脉冲治疗仪，留针1小时，隔日1次。

4. 膏药穴位敷贴 胸痛贴膏敷心俞、厥阴俞或膻中，适用于胸痹之胸闷、胸痛者。

5. 推拿疗法 按摩腹部上脘、中脘、下脘、神厥、关元、心俞、厥阴俞或华伦夹脊压痛点等，可治疗心痛。

6. 药浴疗法 中药药浴双足。每次20分钟，以20～25次为1疗程。水温10℃左右，以无不适为佳，出浴休息10分钟。休息5～7日再进行1疗程，效果较为理想。

四、预防保健

中医学历来重视养生防病，早在《黄帝内经》中就有养生理论的记载，如"必顺四时而适寒暑，和喜乐而安居处，节阴阳而调刚柔"，"不治已病治未病，不治已乱治未乱"。唐代医家孙思邈也强调"饮食有节，将息适度"。这些养生理论对预防冠心病有着极为重要的意义。

中医的养生理论对预防冠心病的阐述主要体现以下几个方面。

调摄饮食，以适为度

近十多年来，由于生活水平极大提高，人们的饮食结构和生活方式都发生了变化。据统计，我国城乡人均谷类的消耗量大幅减少，而禽、肉、蛋、奶和水产品的消耗量数倍增加，人们生活中体力活动的成分在减少，而静态生活方式的百分比在增加，这些明显变化使疾病模式随之发生了改变,营养过剩或不平衡所致的慢性病增多,其中冠心病是增长最快的疾病之一。

调摄饮食是防病、祛病、延年益寿的上策,不要过食、偏食、误食,要改变不合理的烹调习俗,贯彻"辨质论食"原则,依据体质类型,选择恰当的饮食,纠正病理体质,以达到防病治病、健康长寿的目的。西医学认为,肥胖、高血压、高脂血症是冠心病的主要易患因素。脂肪摄入量过多引发肥胖,会间接影响心血管病的发生;减少总的脂肪量和饱和脂肪酸的摄入量,常是降低患冠心病危险性计划的一个合理部分。要控制高胆固醇、高脂肪食物,多吃素食。同时要控制总热量的摄入,限制体重增加。

调节情志,内守精神

由精神因素引起的心身疾病是当代社会人类普遍存在的多发病,中医学养生理论注重调节精神情志。《黄帝内经》中提到的"恬淡虚无"、"精神内守"。孙思邈的养生"十二少"告诫人们要想健康长寿,必须思想安定清静,不贪欲妄想,使真气和顺,精神内守。生活要有规律,避免过度紧张;保证足够的睡眠,培养多种兴趣;保持情绪稳定,切忌急躁、激动或闷闷不乐。遇事心平气和。冠心病患者往往脾气急躁,故易生气和得罪别人。必须经常提醒自己遇事要心平气和,增加耐性。要宽以待人,宽恕别人不仅能给自己带来平静和安宁,有益于冠心病的康复,而且能赢得友谊,保持人际间的融洽。

动静结合,中和为度

"生命在于运动"。《黄帝内经》中指出运动可使"筋骨劲强,关节清利"。汉代华佗指出:"动摇则谷气得消,血脉流通,病不得生"。意思是身体锻炼,可使血脉流通,气机调畅,从而增强体质,防治疾病。但身体锻炼要有节制。体力活动与冠心病的关系比较密切。大量资料表明,从事脑力劳动的人患冠心病较体力劳动的人为多。这是因为久坐缺少运动,血流减慢,影响各系统血液供应,导致机体利用葡萄糖能力降低,促发动脉粥样硬化,增加冠心病发生概率。适当强度的运动以及持续、规律的运动,可降低血压、血脂、血糖及血液凝固性。可进行自我放松训练,通过呼吸放松、意念放松、身体放松或通过气功、太极拳等活动,增强自身康复能力。

顺应四时,避虚邪风

中医学极为重视人与自然的关系,主张养生必须"顺四时,适寒暑","春夏养阳,秋冬养阴",强调"虚邪贼风,避之有时"等,这些理论对冠心病的预防极为重要。人防病健身的关键就是顺应自然,"春生,夏长,秋收,冬藏,是气之常也",想要健康就应顺应这个规律,"以自然之道,养自然之身"。冠心病的发病与季节、气候的关系密切,尤其是心绞痛、心肌梗死的发病常随季节变化而呈一定的规律。这些变化可引起冠状动脉痉挛,造成冠状动脉血流减少;也可引起交感神经兴奋,末梢血管收缩,平均动脉压升高,左心室负荷加重等。这些变化最终都将增加心肌耗氧量,尤其在冠状动脉储备较低的状态下可导致心肌缺氧加重。从冠心病与季节、气候的相对性交化分析可看出,"顺应时气,谨察阴阳"、"虚邪贼风,避之有时"确实是预防冠心病的关键所在。

除此之外,应积极防治老年慢性疾病,如高血压、高血脂、糖尿病等,这些疾病与冠心病关系密切,并养成良好的生活习惯。

高血压病

高血压病是常见的心脑血管疾病之一，也是导致人类死亡的常见疾病，如脑卒中、冠心病、心力衰竭等的重要危险因素。高血压的发病率有地域、年龄、种族的差别，各国情况也不尽相同，总体上发达国家高于发展中国家。我国的高血压患病率虽不如工业化国家高但却与年俱增。由于我国人口多，高血压的发病率仍在上升，估测的患者数在 1.6 亿以上。然而高血压的知晓率、治疗率和控制率虽近年来有所提高，但与西方国家相比仍处于较低的水平，而且各地区，尤其城市与农村之间存在较大的差别。因此，高血压的防治和管理成为一个严峻的问题，正受到国内外医学界的广泛关注。

一、主要症状与检查

WHO 建议使用的血压标准是：正常成人收缩压≤140mmHg，舒张压≤90mmHg。诊断高血压时，必须多次测量血压，至少有非同日 3 次血压的平均值≥140/90mmHg，才能界定为高血压。仅 1 次血压升高者尚不能确诊，但需随访观察。

高血压是临床常见疾病，分原发性和继发性两种。临床症状主要为头晕、眼花、头胀、烦躁易怒、心悸、失眠、项强、耳鸣等，晚期可出现脑、心、肾等脏器质性和功能性障碍。

二、中西医怎么认识高血压

西医

目前认为，在一定的遗传背景下，由于多种后天环境因素如肥胖、吸烟、过度饮酒、心理精神应激，以及膳食的高钠、低钙、低钾等因素作用，使正常血压调节机制失代偿所致。

中医

中医本无此病名，但根据症状，可归属于"眩晕"、"头痛"、"中风"等范畴。中医认为高血压发病的原因，主要是伤肾、郁怒伤肝造成的肝肾阴阳亏损。

三、基本治疗

西医

1. 一般治疗　高血压发病与中枢神经功能紊乱有关，应注意劳逸结合，注重饮食、运动和生活方式的调整。

2. 常用降压西药　目前高血压药分类目前有五大类，即利尿剂、β受体阻滞剂、钙通道拮抗剂（CCB），血管紧张素抑制剂（ACEI）和血管紧张素Ⅱ受体阻滞剂（ARB）。①利尿剂：有噻嗪类、袢利尿剂和保钾利尿剂。各种利尿剂的降压疗效相仿，降压起效较平缓，持续时间相对较长，作用持久，服药2～3周后作用达到高峰。适用于轻、中度高血压。②钙拮抗剂：主要有硝苯地平、维拉帕米和地尔硫卓、根据药物作用持续时间，钙通道阻滞剂又可分为短效和长效。除心力衰竭外钙拮抗剂较少有禁忌证。③β受体阻滞剂：常用的有美托洛尔、阿替洛尔、比索洛尔、卡维洛尔、拉贝洛尔。降压起效较迅速、强力。适用于各种不同程度高血压,尤其是心律较快的中、青年患者或合并心绞痛患者,对老年人高血压疗效相对较差。④血管紧张素转换酶抑制剂:常用的有卡托普利、依那普利、贝那普利、西拉普利。降压起效缓慢、逐渐增强。对肥胖、糖尿病和心脏、肾脏靶器官受损的高血压患者具有较好的疗效。⑤血管紧张素Ⅱ受体拮抗剂:常用的有氯沙坦、缬沙坦、厄贝沙坦。起效缓慢,但持久而稳定。

中医

标本兼治是中医治疗高血压病的基本原则,治疗方法可分为治标、治本两大类,在标本兼治的原则基础上,根据每个不同患者实际情况辨证用药。常用中草药如:山楂、罗布麻、决明子、杜仲、地龙、野菊花等。常见中成药如:牛黄降压丸、珍菊降压片、山楂降压胶囊等。

1. 治"标"法则　治标法则针对高血压病的表象,缓解高血压病的症状,一般用于高血压病早期的治疗,也可贯通于该病的各个阶段。可以单独应用,但常与治本法则联用。主要包括:①平肝潜阳法:平息肝阳,用于肝阳上亢证。常用方剂有天麻钩藤饮、龙胆泻肝汤。②祛痰化湿法:平肝化痰,和胃化湿。适用于痰湿阻络证,尤其是偏于肥胖者,常用方剂有半夏白术天麻汤。③宁心安神法:此法以宁心安神为主,必要时可佐以重镇安神之药。适用于高血压病早期患者,在其他症型中出现心悸不宁等兴奋之症时亦可选用。常用方剂有天王补心丹、知柏地黄丸、朱砂安神丸等。④活血化瘀法:适用于高血压病血瘀症。常用方剂以血府逐瘀汤为代表,可加用丹参、泽兰等活血化瘀之品。

2. 治"本"法则　主要是调治阴阳,使之平衡。主要包括:①滋补肝肾法:适用于肝肾阴亏而致肝阳上亢型,以阴虚为主的高血压病,多见于高血压病中晚期。常用方剂为六味地黄丸、一贯煎等。②阴阳两补法:主治阴阳两虚,适用于长期高血压病者,多为高血压病晚期,常用方剂为大补元煎、济生肾气丸等。③调摄冲任法:适用于更年期妇女,常用方剂为二仙汤。

四、预防保健

精神调摄

高血压病发病原因一大部分是由于长期忧郁恼怒,气郁化火,肝阴暗耗,风阳升动,上扰清窍,发为眩晕。不少高血压患者因此而致急性脑血管病。高血压患者平时的精神调摄很重要,一般应注意几个方面:①高血压病往往与疲劳、工作紧张等有关,血压升高后,要适当放慢工作节奏,调整生活规律,注意适度休息。②高血压患者不能吸烟、饮酒。香烟中存在尼古丁,能收缩血管,使血压升高。饮酒容易使交感神经兴奋,诱使血压进一步升高。必须戒烟酒,才能有效降低血压。③保持良好的心理状态。急躁、发怒、忧愁、悲伤等这些情志因素都对稳定血压不利。患者可通过改变自己的行为方式,培养对自然环境和社会的良好适应能力,避免情绪激动及过度紧张、焦虑,遇事要冷静、沉着。当有较大的精神压力时应设法释放,向朋友、亲人倾吐或多参加轻松愉快的业余活动,将精神倾注于音乐或寄情于花卉之中,使自己生活在最佳境界中,从而维持稳定的血压。

功法锻炼

运动对高血压的控制非常重要,运动除了可以促进血液循环,减少胆固醇的生成外,还能增强肌肉与骨骼。有持续运动的习惯,最好是做到有氧运动,才会有帮助。有氧运动可以降低血压,如散步、慢跑、太极拳、骑自行车和游泳等都是有氧运动。八段锦、太极拳、五禽戏等导引功法动作柔和,姿势松缓,能反射性地引起血管放松,使血压下降。其中八段锦及降压八段锦动作简捷有效,最易普及。这些做法既有利于健身,又有利于患者体质的增强,还能对药物治疗起到积极的辅助作用。

饮食疗法

高血压是中老年人的一种常见病,患者除了应坚持药物治疗外,可在医生指导下经常用中药泡茶饮用也能起到很好的辅助治疗作用。如银杏叶、杜仲、罗布麻、灵芝、何首乌、茯苓、枸杞子、决明子、绞股蓝、山楂等。饮食方面宜少食动物脂肪、甜食,尽量避免食用有刺激性的食品,如辛辣调味品。红茶中含咖啡因较多,高血压患者应尽量避免饮红茶水。多吃防治高血压的食物,如黑木耳、白木耳、芹菜、萝卜、海带、紫菜、苹果、西瓜等。食盐摄取每日应该限制在3g以下。浮肿明显时,更应该严格控制食盐。但长期低盐或者缺盐,可导致食欲不振、全身乏力等现象,所以不能无盐。高血压患者要多吃些含钾丰富的食物,如油菜、菠菜、小白菜及西红柿等。吃含钾的食物不仅能保护心肌细胞,还能缓解因摄入钠太多引起的不良后果。但高血压并发肾功能不全时,则不宜吃含钾多的食物,否则会因少尿而引起体内钾积蓄过多,导致心律紊乱以致心脏骤停。总之,高血压患者的饮食以清淡为主,宁素勿荤,宁淡勿浓,宁饥勿饱,生活上做到调情志,益肾精,慎饮食。

生活起居

①定期测量血压,1～2周应至少测量1次,条件允许,可自备血压计及学会自测血压。②治疗高血压应坚持"三心",即信心、决心、恒心,只有这样做才能防止或推迟机体重要脏器受到损害。③定时服用降压药,自己不随意减量或停药,可在医生指导下根据现病情给予调整,防止血压反跳。④除服用适当的药物外,还要注意顺应四时气候变化及晨昏冷暖调节,劳逸结合,注意饮食,适当运动,保持情绪稳定,睡眠充足。在家可进行自我按摩,如梳头、足部按摩等,正确的按摩和日常的一些良好习惯对高血压患者可以起到意想不到的保健作用。

脑 卒 中

　　脑卒中是一种严重危害人类健康的全球性疾病,特别是超过 65 岁的患者其发病率和死亡率均较高。目前对脑卒中的治疗及其愈后的康复仍然很不乐观。脑卒中是一种突然起病的脑血液循环障碍性疾病,又叫脑血管意外,是由向大脑输送血液的血管疾病引起的一种急性疾病。缺血性大脑如果不接受治疗,则每小时老化 3.6 年。近年来,随着我国人民生活水平的提高及膳食结构的改变,脑卒中发病率有逐年上升趋势,因此加强脑卒中预防知识的健康教育对于预防脑卒中至关重要。

一、主要症状与检查

　　脑卒中是一种由于脑血管内发生血栓、栓塞或其他原因导致脑供血不足而引起的疾病。包括常见的脑动脉硬化血栓形成性脑梗塞(简称脑血栓)和脑栓塞。典型的症状依次包括:①头晕,特别是突然感到眩晕。②肢体麻木,突然感到一侧面部或手脚麻木,有的为舌麻、唇麻。③暂时性吐字不清或讲话不灵。④肢体无力或活动不灵。⑤与平时不同的头痛。⑥不明原因突然跌倒或晕倒。⑦短暂意识丧失或个性和智力的突然变化。⑧全身明显乏力,肢体软弱无力。⑨恶心呕吐或血压波动。⑩整天昏昏欲睡,处于嗜睡状态。⑪一侧或某一侧肢体不自主地抽动。⑫双眼突感一时看不清眼前出现的事物。

头颅 CT 在 24 小时内多无明显改变,24～48 小时后可见梗死区低密度灶,磁共振血管成像(MRA)、CT 血管成像(CTA)等无创检查,对寻找病因有益。

二、中西医怎么认识脑卒中

西医

西医认为脑卒中是指由于脑供血障碍引起脑组织缺血、缺氧而发生坏死、软化形成梗死的脑血管疾病。临床上最常见的类型有脑血栓形成和脑栓死,其中脑动脉壁由于动脉粥样硬化或其他因素造成管腔狭窄,甚至闭塞而导致局灶脑梗死,称为脑血栓形成。而由身体其他部位的栓子脱落,如颅外动脉壁的粥样硬化斑块脱落的血栓碎片或心脏的附壁血栓脱落的碎片或心脏瓣膜的赘生物脱落,进入脑循环,导致某一脑血管阻塞而形成局灶性脑梗死称为脑栓塞。据有关资料报道,对我国 7 个城市社区人群 5 年脑卒中监测,共有首发脑卒中 1090 例,其中经 CT 检查分类诊断者 502 例,出血型占 38.6%,缺血性梗死占 60.4%,未分类占 1%。西医认为导致脑梗死的主要原因为脑动脉粥样硬化。高血压、心脏病、糖尿病和短暂性脑缺血发作(TIA)为最危险因素。血黏度增高、吸烟等不良生活习惯与其发病有关。

中医

古人对中风已早有认识。《黄帝内经》中类似中风病的记载很多,但无"中风"的病名,而是随本病不同的症状和疾病发展的不同阶段有着不同的命名,如对卒中、昏迷有"仆击"、"大厥"、"薄厥"等描述;对半身不遂又有"偏枯"、"偏风"、"身偏不用"、"痱风"等不同的名称。中风的发生,主要因素在于患者平素气血亏虚，与心、肝、肾三脏阴阳失调，加之忧思恼怒，或饮酒饱食，或房室劳累，或外邪侵袭等诱因，以致气血运行受阻，肌肤筋脉失于濡养；或阴亏于下，肝阳暴动，阳化风动，血随气逆，挟痰挟火，横窜经隧，蒙蔽清窍，而形成上实下虚、阴阳互不维系的危急症候。

三、基本治疗

西医

西医根据脑卒中的病理性质的不同又分为缺血性脑卒中和出血性脑卒中，前者又称为脑梗死。故两者之间的治疗方法有所区别。对于脑梗死，可通过溶栓、降纤、抗凝等方法以及运用抗血小板凝集制剂、神经保护剂来治疗。对于出血性脑卒中，可通过减轻脑水肿、降低颅内压、控制血压等方式治疗，一般应保持安静，避免不必要的搬动。有条件者可送重症监护病房以便观察生命体征。

中医

本病的发生，病情有轻重缓急的差别，轻者仅限于血脉经络，重者常波及有关脏腑，所以临床常将中风分为中经络和中脏腑两大类。中经络，一般无神志改变而病轻；中脏腑，常有神志不清而病重。

中经络者分为络脉空虚、风邪入中以及肝肾阴虚、风阳上扰，前者选用大秦艽汤加减，后者选用镇肝熄风汤加减。中脏腑者可分为闭证（阴闭、阳闭）、脱证以及后遗证（半身不遂、语言不利、口眼㖞斜）。阴闭急用苏合香丸温开水化开灌服；阳闭先灌服局方至宝丹或安宫牛黄丸以辛凉透窍，并用羚羊角汤加减以清肝息风、育阴潜阳；脱证立即用大剂参附汤合生脉散；半身不遂者以补阳还五汤、镇肝熄风汤或天麻钩藤饮加减；语言不利者以解语丹、地黄饮子、天麻钩藤饮或镇肝熄风汤加减；口眼㖞斜者以牵正散加减。

四、预防保健

脑卒中是发病率和病死率高的疾病,脑血管病也已成为危害中老年人身体健康和生命的主要疾病。知道脑卒中的严重性,早期预防和治疗就显得特别重要,了解该病的危险因素,并给予一定的干预和治疗,可以预防和减少脑卒中的发生,减少致残率和死亡率。脑卒中的发生发展与诸多因素密切相关,这些危险因素可分为不可干预和可以干预两类。不可干预的危险因素包括年龄、性别和基因遗传等。可以干预的危险因素包括高血压、糖尿病、心脏病、吸烟、酗酒、血脂异常、颈动脉狭窄、习惯咸食、缺乏运动、高血浆纤维蛋白原血症等。脑卒中患者,特别是中青年,主要由于工作节奏快、心理压力大、生活不规律、膳食不科学,加上大部分人群对脑卒中危险因素在发病前不知晓或不重视,因而造成脑血管病发病率逐步年轻化。我们必须努力降低这些可干预危险因素,控制血压、血糖、血脂、体重,戒烟限酒,加强运动,这样可以大大降低脑卒中的发病率、致残率和死亡率,提高生活质量。因此,应当形成良好的生活习惯:

饮食有节

一日三餐定时定量,力求清淡可口,易于消化,品种多样,做到粗细搭配,忌暴饮暴食、肥甘厚味、腌制食品,戒辛辣烟酒,可以预防和控制高血压、动脉硬化等病的发生。中医认为过食肥甘,能生湿、痰,痰湿被阻,可影响气机升降,或阻于脉络,过食咸则心气受损。

1. 避免高盐饮食 最好将每日的钠盐摄入量控制在 6g 以下。

2. 切勿暴饮暴食 饮食量要根据患者体质差异、活动量大小、性别等具体情况而定。一般而言,一日三餐均以微饱即可,切勿暴饮暴食,特别夜晚人体代谢较慢,耗能较少,故晚餐更应"忍三分饥,吃七分饱"。

3. 避免高脂肪饮食 脑卒中患者多数有肥胖及高血脂,高脂饮食如猪油、牛油、奶油等，以及含胆固醇较高的食物，如蛋黄、动物内脏、肥肉等则会增加动脉粥样硬化的程度，有发生脑卒中的危险性，因此，低脂饮食、多食蔬菜水果等可降低脑卒中发生的危险性。

4. 高蛋白饮食　高蛋白饮食如蛋清、瘦肉、鱼类、豆类等不仅补充人体所需要的氨基酸还可以改善血管弹性，延缓血管硬化，并能促进钠盐的代谢。因此，可降低脑卒中复发率，达到有效预防。

5. 注意补充水分　在炎热夏季，对于"三高"（高血压、高血脂、高血糖）患者一定要多饮水，多吃西红柿、黄瓜等水果，以防缺血性脑卒中发生。同时避免使用兴奋神经系统的食物如酒、浓茶、咖啡及刺激性强的调味品。

起居有常

随季节变化调整个人起居习惯，力求做到"日出而作，日落而息"；注意清洁卫生；随外界气温变化及时增减衣物，避免和抵御外邪侵袭。冬天气血凝滞，夜间血归于阴，血行缓慢，中风病多发于冬天夜间，这就是"天人合一"的理论。

有氧运动

每周做 150 分钟中等量有氧运动。据统计，40 岁后的男性积极主动运动比不运动发生脑卒中的危险性低 30%。但切记强度过大、时间过长。过劳则损伤人体的阳气，阳气亏虚，则无以化生精血、津液，以充养四肢百骸，并使气血升降失常而发病。

控制体重

肥胖与超重均是脑卒中危险因素，我国成人体重指数〔BMI，体重(kg)/身高$(m)^2$〕≥25 为超重，≥28 为肥胖，故 BMI 应控制在 24 以内最理想。

戒烟限酒

吸烟是脑卒中发生的重要危险因素，过量饮酒可增加脑卒中发病率和死亡率，因此必须加以限制。

避免房劳

房事太过则伤肾,肾精不足,则骨失所养。肝肾同源,肾伤又累及于肝,使肝阴不足,肝阳上亢,化火生风,耗伤精血,精伤则血虚,血虚则不能滋养人体四肢百骸而发病。故肾虚为中风先兆的重要一环。

有病早治

中老年人若出现头痛头晕、四肢麻木或活动失灵、言语不利、血压急骤升高者宜及时求医,做到早期诊断、早期治疗。发生过脑卒中的患者更应格外重视。患有高血压、冠心病、脑血管病、习惯性便秘和其他慢性病者,在发病时应选服适宜药品,并且一定要在医生指导下服用,万不可乱服补药及各种保健食品,以防扰乱人体内各器官间的正常平衡。

控制血压

高血压病是脑卒中发病的最主要独立因素,而高血压病应终身治疗。任何年龄以控制血压在 120～130/80～85mmHg 为理想。不同的疾病要控制在不同血压水平,一般人控制在 140/90mmHg 以下,糖尿病患者控制在 130/80mmHg,心脏病患者舒张压控制在 85mmHg 以下。国内心脑血管病专家普遍认为,对我国高血压患者通过合理控制高血压以预防脑卒中的首次发生,是目前效果最好、最为经济的方法。具有高血压的患者应当自己学会测血压,通过医生选择降压药,每日适当运动,合理调配饮食,并保持良好的心态。

控制血糖

糖尿病被认为是缺血性脑卒中的独立危险因素。全球糖尿病患者约2.46 亿,中国糖尿病患病率位居世界第二位。干预措施主要以控制总热量、增加运动量,根据血糖和胰岛素检测合理选择磺脲类、双胍类或胰岛素等治疗,积极改善胰腺功能。研究发现,有效控制糖尿病患者的血糖水平能显著降低脑卒中的发病率。具有糖尿病的患者应当自己学会测血糖,掌握饮食定量及降糖药的用法,合理调整运动量,学习预防治疗脑卒中的知识,戒除吸烟及大量饮酒。

控制血脂

高脂血症也是脑卒中的独立危险因素，有效降低血脂可以使脑卒中的发病率降低。主要为控制饱和脂肪酸、反式脂肪酸的摄入，尽量食用不饱和脂肪酸，高脂血症患者应积极控制血脂，改变不良生活方式。甘油三酯控制在 1.7mmol/L、胆固醇控制在 5.2mmol/L 以下，HDL－C＞1.15mmol/L，LDL－C＜2.6mmol/L。适当选用降脂药、抑制血小板聚集药，如肠溶阿司匹林等。

慢 性 肝 炎

据世界卫生组织报道,全球约 20 亿人曾感染过乙肝病毒(HBV),其中 3.5 亿人为慢性 HBV 感染者,每年约有 100 万人死于 HBV 感染所致的肝衰竭、肝硬化和原发性肝细胞癌。2006 年全国乙型肝炎流行病学调查表明,我国 1～59 岁一般人群 HBsAg 携带率为 7.18%,现有慢性 HBV 感染者约 9300 万人,其中慢性乙型肝炎患者约 2000 万例。

一、主要症状与检查

既往有乙型肝炎病史或 HBsAg 阳性超过 6 个月,现 HBsAg 和(或) HBV - DNA 仍为阳性者,可诊断为慢性 HBV 感染。

二、中西医怎么认识慢性肝炎

西医

根据 HBV 感染者的血清学、病毒学、生物化学试验及其他临床和辅助检查结果,可将慢性 HBV 感染分为 4 类。

1. 慢性乙型肝炎 ①HBeAg 阳性:血清 HBsAg、HBeAg 阳性、抗-

HBe 阴性、HBV - DNA 阳性，ALT 持续或反复升高，或肝组织学检查有肝炎病变。② HBeAg 阴性：血清 HBsAg 阳性、HBeAg 持续阴性、抗-HBe 阳性或阴性、HBV DNA 阳性，ALT 持续或反复异常，或肝组织学检查有肝炎病变。

根据生物化学试验及其他临床和辅助检查结果，上述两型慢性乙型肝炎也可进一步分为轻度、中度和重度。

2. 乙型肝炎肝硬化　乙型肝炎肝硬化是慢性乙型肝炎发展的结果，其病理学定义为弥漫性纤维化伴有假小叶形成。①代偿期肝硬化：一般属 Child - Pugh A 级。影像学、生化学或血液学检查有肝细胞合成功能障碍或门静脉高压症（如脾功能亢进及食管胃底静脉曲张）证据，或组织学符合肝硬化诊断，但无食管胃底静脉曲张破裂出血、腹水或肝性脑病等严重并发症。②失代偿期肝硬化：一般属 Child - Pugh B、C 级。患者已发生食管胃底静脉曲张破裂出血、肝性脑病、腹水等严重并发症。

亦可将代偿期和失代偿期肝硬化再分为活动期或静止期。

3. 携带者

（1）慢性 HBV 携带者：多为处于免疫耐受期的 HBsAg、HBeAg 和 HBV - DNA 阳性者，1 年内连续随访 3 次以上均显示血清 ALT 和 AST 在正常范围，肝组织学检查无明显异常。

（2）非活动性 HBsAg 携带者：血清 HBsAg 阳性、HBeAg 阴性、抗-HBe 阳性或阴性，HBV - DNA 低于最低检测限，1 年内连续随访 3 次以上，ALT 均在正常范围。肝组织学检查显示：Knodell 肝炎活动指数（HAI）<4 或根据其他的半定量计分系统判定病变轻微。

4. 隐匿性慢性乙型肝炎　血清 HBsAg 阴性，但血清和（或）肝组织中 HBV - DNA 阳性，并有慢性乙型肝炎的临床表现。除 HBV - DNA 阳性外，患者可有血清抗- HBs、抗- HBe 和（或）抗- HBc 阳性，但约20%隐匿性慢性乙型肝炎患者的血清学标志均为阴性。诊断需排除其他病毒及非病毒因素引起的肝损伤。

中医

中医根据慢性乙型肝炎的临床表现,将其归为"胁痛"、"黄疸"、"肝着"、"积聚"、"臌胀"等病。又可以分为不同的证型,如湿热内蕴、肝郁脾虚、肝气郁滞、瘀血阻络、肝肾阴虚、脾肾阳虚等。

中医多认为慢性乙型肝炎由湿热疫毒之邪内侵,当人体正气不足无力抗邪时,常因外感、情志、饮食、劳倦而诱发本病。当湿热疫毒隐伏血分,时常可以引发湿热蕴结证;因肝主疏泄,喜条达,如若情志不畅即可引发肝郁气滞证;因肝病传脾,或湿邪困脾,即可导致肝郁脾虚证;因肝肾同源,或热毒伤阴,或郁久化火伤阴,皆可导致肝肾阴虚证;因肝体阴用阳,久病阴损及阳而克脾伤肾,即可导致脾肾阳虚证;因气血失调,久病致瘀入络,即可导致瘀血阻络证。

本病的病位主要在肝,常多涉及脾、肾两脏及胆、胃、三焦等腑。病性属本虚标实,虚实夹杂。

三、基本治疗

西医

1. 慢性 HBV 携带者和非活动性 HBsAg 携带者 慢性 HBV 携带者暂时不需抗病毒治疗。但应每 3~6 个月进行生化学、病毒学、甲胎蛋白和影像学检查,若符合抗病毒治疗适应证,可用 IFN-α 或核苷(酸)类似物治疗。对年龄＞40 岁,特别是男性或有 HCC 家族史者,即使 ALT 正常或轻度升高,也强烈建议做肝组织学检查确定其是否抗病毒治疗。

非活动性 HBsAg 携带者一般不需抗病毒治疗,但应每 6 个月进行 1 次生化、HBV-DNA、AFP 及肝脏超声显像检查。

2. HBeAg 阳性慢性乙型肝炎患者 ①普通 IFN-α3~5MU,每周 3 次或隔日 1 次,皮下注射,一般疗程为 6 个月。如有应答,为提高疗效亦可延长疗程至 1 年或更长。可根据患者的应答和耐受情况适当调整剂量及疗程；如治疗 6 个月仍无应答，可改用或联合其他抗病毒药物。②聚乙二醇 IFN-α-2a 180μg，每周 1 次，皮下注射，疗程 1 年。具体剂量和疗程可根据患者的应答及耐受性等因素进行调整。③聚乙二醇 IFN-α-2b 1.0～1.5μg/kg，每周 1 次，皮下注射，疗程 1 年。具体剂量和疗程可根据患者的应答及耐受性等因素进行调整。④拉米夫定 100mg，每日 1 次，口服。在达到 HBV-DNA 低于检测下限、ALT 复常、HBeAg 血清学转换后，再巩固至少 1 年（经过至少 2 次复查，每次间隔 6 个月）仍保持不变且总疗程至少已达 2 年者，可考虑停药，但延长疗程可减少复发。⑤阿德福韦酯 10mg，每日 1 次，口服。疗程可参照拉米夫定。⑥恩替卡韦 0.5mg，每日 1 次，口服。疗程可参照拉米夫定。⑦替比夫定 600mg，每日 1 次，口服。疗程可参照拉米夫定。

3. HBeAg 阴性慢性乙型肝炎患者 此类患者复发率高，疗程宜长。最好选用干扰素类或耐药发生率低的核苷（酸）类似物治疗。①普通 IFN-α，剂量用法同前，疗程至少 1 年。②聚乙二醇 IFN-α2a，180μg，剂量用法同前，疗程至少 1 年。具体剂量和疗程可根据患者耐受性等因素进行调整。③拉米夫定、阿德福韦酯、恩替卡韦和替比夫定，剂量用法同前，但疗程应更长。在达到 HBV-DNA 低于检测下限、ALT 正常后，至少在巩固 1 年半（经过至少 3 次复查，每次间隔 6 个月）仍保持不变，且总疗程至少已达到 2 年半者，可考虑停药。由于停药后复发率较高，可以延长疗程。

4. 代偿期乙型肝炎肝硬化患者 HBeAg 阳性者的治疗指征为 HBV-DNA≥10^4 拷贝/mL，HBeAg 阴性者为 HBV-DNA≥10^3 拷贝/mL，ALT 正常或升高。治疗目标是延缓或减少肝功能失代偿和 HCC 的发生。因需要较长期治疗，最好选用耐药发生率低的核苷（酸）类似物治疗，其停药标准尚不明确。

干扰素因其有导致肝功能失代偿等并发症的可能，应十分慎重。如认为有必要，宜从小剂量开始，根据患者的耐受情况逐渐增加到预定的治疗剂量。

5. **失代偿期乙型肝炎肝硬化患者**　对于失代偿期肝硬化患者,只要能检出 HBV-DNA,不论 ALT 或 AST 是否升高,建议在知情同意的基础上,及时应用核苷(酸)类似物抗病毒治疗,以改善肝功能并延缓或减少肝移植的需求。干扰素治疗可导致肝衰竭,因此,对失代偿期肝硬化患者属禁忌证。

(1) 免疫调节:免疫调节治疗有望成为治疗慢性乙型肝炎的重要手段,但目前尚缺乏疗效确切的乙型肝炎特异性免疫疗法。胸腺肽 α_1 可增强机体非特异性免疫功能,对于有抗病毒适应证,但不能耐受或不愿接受干扰素或核苷(酸)类似物治疗的患者,如有条件可用胸腺肽 α_1 1.6mg,每周 2 次,皮下注射,疗程 6 个月。

(2) 抗炎、抗氧化和保肝治疗:HBV 所致的肝脏炎症坏死及其所致的肝纤维化是疾病进展的主要病理学基础。甘草酸制剂、水飞蓟素制剂、多不饱和卵磷脂制剂以及双环醇等,有不同程度的抗炎、抗氧化、保护肝细胞膜及细胞器等作用,临床应用可改善肝脏生化学指标。

中医

1. 辨证治疗

(1) 湿热蕴结证。治法:清热利湿。推荐方药:茵陈蒿汤合甘露消毒丹加减;药用茵陈,栀子,大黄,滑石,黄芩,虎杖,连翘等。

(2) 肝郁气滞证。治法:疏肝理气。推荐方药:柴胡疏肝散加减;药用北柴胡,香附,枳壳,陈皮,白芍,苏梗,八月札等。

(3) 肝郁脾虚证。治法:疏肝健脾。推荐方药:逍遥散加减;药用北柴胡,当归,白芍,白术,茯苓,薄荷,甘草等。

(4) 肝肾阴虚证。治法:滋补肝肾。推荐方药:一贯煎加减;药用北沙参,麦冬,生地,枸杞子,当归,玄参,石斛,女贞子等。

(5) 脾肾阳虚证。治法:温补脾肾。推荐方药:附子理中汤合金匮肾气丸加减;药用党参,白术,制附子,桂枝,干姜,菟丝子,肉苁蓉等。

（6）瘀血阻络证。治法：活血通络。推荐方药：膈下逐瘀汤加减；药用当归，桃仁，红花，川芎，赤芍，丹参，泽兰等。

临床既可见一证，也可见两证相兼或多证并现，建议治疗时可多法联用，处方选药精准，剂量适当，防止过度治疗。

2. 中成药治疗

（1）根据辨证用药：湿热蕴结证可予双虎清肝颗粒、乙肝清热解毒颗粒（胶囊）等；肝郁脾虚证可予逍遥丸等；肝肾阴虚证可予护肝片等；脾肾阳虚证可予金匮肾气丸等；瘀血阻络证可予鳖甲软肝片、人参鳖甲煎丸等。

（2）抗病毒：苦味叶下珠制剂、苦参素制剂。

（3）抗肝脏炎症：五味子制剂、甘草制剂、垂盆草制剂、山豆根制剂。

（4）调控免疫：猪苓多糖、冬虫夏草多糖、黄芪多糖、灵芝多糖等。

（5）抗肝纤维化：大黄䗪虫丸、鳖甲煎丸、鳖甲软肝片、强肝胶囊等。

四、预防保健

运动导引

乙肝患者的锻炼应该循序渐进，由易到难，由慢到快，可以选择比较温和的运动，比如八段锦、太极拳、气功等传统的运动锻炼方式。

1. 八段锦 八段锦是我国古老的保健体操之一，共 8 节。姿势有立、屈、马步 3 式，主要是上肢、头颈、躯干的运动，易记易学，每节动作练习 8~16 次为宜。慢性乙肝患者可根据自身体质的强弱，在专人指导下分别选用发力或者不发力的功法进行练习，持之以恒必有补益。

2. 太极拳 太极拳是我国特有的武术之一，动作轻柔，对慢性病有辅助治疗的作用。据报道，慢性乙肝恢复期和早期肝硬化代偿期的患者，配合太极拳的锻炼，能改善肝功能，加速病体康复。练习太极拳，应当以思想集中、呼吸调匀、动作缓慢、连贯均匀、圆滑自然为原则。

3. 气功　放松功(仰卧、静息、放松、自然呼吸)或内养功(左侧卧位、腹式呼吸)。练习时,呼吸不能太深,否则容易引起肝区不适和头晕。

除了以上几种锻炼方法之外,乙肝患者还可以选择其他一些力所能及的运动,如散步、做广播体操,每日或隔日锻炼,每次 10～20 分钟,运动量要小;自我保健按摩,按摩肝区和腹部,每日 2～3 次,每次 5～10 分钟;打乒乓球和羽毛球等,都有助于气血周流,增强体质。

不过,乙肝患者的运动应当注意遵循以无疲劳感为度,适可而止的原则。且一定要避免紧张且对抗性强的剧烈运动,尤其是仰卧起坐等腹肌锻炼。因为强烈的腹部运动如仰卧起坐、俯卧撑、踏自行车等,会导致肝区不适感。

虽然肝病患者适量运动有利病情,但是急性肝炎发作时,不宜锻炼,应卧床休息,此时患者可在床上自我按摩,做腹式呼吸。恢复期锻炼应在医护人员的指导下进行,最好 2 周复查 1 次肝功能,以便制定合适的运动量。慢性肝炎患者,只要肝功能正常,运动量可以适当加大,但也要注意运动脉搏不要超过 100 次/分。运动时间不宜过长,运动后一定要卧床休息一会儿。饭前饭后 1 小时内最好不要进行运动锻炼。

情志调摄

1. 防止暴怒伤肝　肝为刚脏,喜条达而恶抑郁。怒则伤肝,精神抑郁日久或突然、强烈的暴怒皆可导致肝之气血失调,影响肝的疏泄功能,诱发肝病加重。故肝病患者宜节情志,避免过度精神刺激,尤需慎怒。

2. 避免思虑过度　忧思伤脾,脾伤则饮食水谷运化失常,湿浊内生,最易导致内湿与湿热疫毒相合,使肝病加重或复发。若肝病而脾不虚,则病情较为单一,尚属易治;若忧思伤脾,则肝病易于传脾,致肝脾同病,使病情趋向复杂,治疗变得更加棘手。过度思虑易损伤脾气,暗耗心血,不利于肝病的康复。故肝病调养宜保持平和的心态,淡泊宁静,避免久思多虑加重病情。

3. 保持乐观向上心态　心情舒畅,情绪饱满,有益于"正气存内,邪不可干",可以增强机体的免疫功能,提高抗病能力。肝病患者宜保持心情舒畅、情绪乐观向上,树立起生活的信心和勇气。常言道"既来之,则安之",莫因疾病产生悲观、消沉、畏惧等情绪,否则不仅无益于肝病恢复,还会徒生许多烦恼。平时应适当参加文体活动,振奋精神,从而有效排遣消沉、沮丧和忧悲等不良情绪。

食疗药膳

乙肝患者宜选择清淡食物,少吃油腻、生冷及刺激性食物,多吃富含蛋白质、矿物质、维生素的食物,如瘦肉、豆制品、蛋类、新鲜的蔬菜及水果等。过多的脂肪容易沉积在肝内而形成脂肪肝,所以对含脂肪较多的食品要进行控制。这里要特别提醒在肝炎发作时,尤其是有黄疸时,应尽量避免进食猪蹄膀、大闸蟹、羊肉等食物。乙肝患者要严格禁酒,肝脏几乎是酒精代谢、分解的唯一场所,酒精对肝脏有直接的损伤作用,肝病患者切不可掉以轻心。下面举几个食疗方供参考:

食疗方一

[原料] 鲜茅根 50g,夏枯草 30g,冰糖适量。

[制法] 将鲜茅根与夏枯草一起用水煎。待煎好后,再加入适量的冰糖。

[用法] 代茶饮,每日 1 剂。

[适用对象] 肝区疼痛、口苦口干、腹胀、倦怠乏力、小便黄赤、大便秘结、舌苔黄厚等症状者。

食疗方二

[原料] 生薏苡仁 100g,淮山药 30g,扁豆 30g。

[制法] 将上述原料放入瓦煲内煲汤。

[用法] 佐餐服,每日服 2 次,每日 1 剂。

[适用对象] 肝区隐痛,上腹部闷胀、食欲下降、口淡、大便溏泻、舌苔厚腻等症状者。

食疗方三

［原料］活鲫鱼 250g，玫瑰花 10g，赤小豆 150g。

［制法］将收拾干净的鲫鱼与玫瑰花、赤小豆一起放入瓦煲内煲汤，直到把赤小豆和鲫鱼炖烂为止。

［用法］佐餐服，每日 1 剂。

［适用对象］两胁疼痛、消瘦、神疲乏力、面色滞暗、食欲差、腹胀、舌有齿印等症状者。

食疗方四

［原料］甲鱼 1 只，枸杞子 30g，淮山药 30g，女贞子 30g，陈皮 6g。

［制法］将甲鱼和上药一同用水煎，直到把甲鱼炖烂为止。

［用法］吃甲鱼肉喝汤，佐餐服，每日服 2 次，每日 1 剂。

［适用对象］头晕耳鸣、失眠多梦、五心烦热、腰酸腿软、肝区隐痛、舌红少苔等症状者。

生活起居

肝为罴极之本，故应注意休息质量，勿过劳（体劳、劳神、房劳）。慢性乙肝急性发作时，应注意卧床休息。本病不提倡长期卧床休息，一般静养为主，酌情选择散步、静气功、保健操等。恢复期患者在注意休息质量的基础上，可从事力所能及的工作。此外，慢性乙肝患者性生活也应当适度。肝炎患者进入恢复期后可以恢复性生活，但应有所节制。中医学认为"肝肾同源"，房事频繁可致肾虚而出现头晕目眩、耳鸣失眠，对肝炎患者来说，可导致病情反复或加剧。肝炎恢复期患者以每月 1～2 次性生活足矣；也可根据夫妻双方健康状况，以不引起困倦、稍休息体力即可恢复为度。

便　秘

　　人活一辈子,为的是什么呢? 甲说"人生在世,吃喝二字",乙说"人生在世须尽欢,莫使金樽空对月",丙说"老年人戒之在得,平平淡淡挺好"。假如让丙过乙的生活,大块吃肉,大碗喝酒,身体肯定会得病,而且估计会得便秘。不信,请看:

　　近代名医马二琴先生曾治某公患便秘,多位名医曾遍用缓泻、峻泻、滋脾、润肠等法无效。马诊后说:某巨公年老体胖,胖人多痰,诊其脉仅寸有滑象而尺脉不足,是上盛下虚。此肺为痰阻,胃肠津液干枯,应以治肺为主,润肠辅之。缓泻、峻泻皆非所宜。处方:肉苁蓉 60g,郁李仁 1.5g,紫菀 24g。众医哗然,谓此方不伦不类,焉能祛病? 某巨公说:诸位都是名医,请别立良方,愿聆高论。诸医已治多次未效,无话可说。病家毅然用药,当日即排便,逐渐痊愈。

　　上面这位患者得的是便秘,治疗药物不是一般的通便药物,而是服用紫菀后大便得通的,看来中医治便秘还是有许多学问在里面。

一、主要症状与检查

　　对于便秘的诊断,主要基于 3 种情况,其一是排便次数减少,其二是排便困难或排不尽感,其三是粪便干结坚硬。排便次数减少是一个相对的概念,因为即使是健康人,排便次数也可以明显不同,其中,每日排便1次者约占60%,每日几次者占30%,数日1次者占10%,所以我们一般将正常排便次数简单表示为1~3,即每日3次到三日1次都是正常的。所以必须要根据患者本人平时的排便习惯和排便有无困难才能作出准确的判断。

便秘的几种特殊表现:①假性腹泻,由于粪便干结坚硬,排便时粪块嵌塞于直肠腔内难于排出,但有少量水样粪质绕过粪块自肛门排出,中医学称为"热结旁流",粪便颜色多呈深褐色,臭味异常。②腹泻与便秘交替出现,多见于肠易激综合征,中医认为是肝脾不和,与精神因素有关,不能单纯或过用通便药物。③大便形状变细且有明显凹陷痕迹,多见于大肠癌,在有排便困难时必须要仔细观察大便的性状,以便及早就医。

需要提醒的是,有些人虽然没有明显的不适感,但大便是人体代谢之后的有毒产物,连续多日不排便对身体来讲还是不太好的,最好在医生的指导下通过生活方式的调整达到每日排便。长期排便不畅,会引起脾气暴躁、面部生痤疮、面色发暗、肥胖、食欲减退等,且感冒后容易高热不退、咳嗽不止。这就是中医学常讲的"六腑以通为用",即包括大肠在内的六腑(胆、胃、大肠、小肠、膀胱、三焦)是以通降为其基本生理的,而且这种通降是胃、小肠、大肠等一环扣一环紧密联系的,正如《黄帝内经》讲的"胃满则肠虚,肠满则胃虚,更虚更满,故气得上下",如此才能"五脏安定",这里的"五脏安定"说的是正常排便才能保证全身的健康。便秘不仅给人带来身体上的痛苦,更可怕的是它会加重病情甚至危及生命。中医学认为"魄门亦为五脏使",排便异常不仅仅是大肠、直肠甚至是肛门等部位有病变,其他疾病也会表现为排便异常,比如肝气郁结的患者(抑郁症、神经性厌食等)或肺气不降的久咳患者(慢性阻塞性肺疾病)等。便秘已成为诱发心肌梗死(心肌梗死)、脑出血和大肠癌的重要因素,随时可能危及生命。所以对于便秘的及时诊断与正确诊断非常重要,特别是有原发性疾病者,必须要在专业医生的指导下进行合理的治疗，而不是自己购买些通便药物一通而快。

二、中西医怎么认识便秘

西医

在西医学来看，除了多见于婴儿的巨结肠可引起便秘外，其他可引起便秘症状的包括肠梗阻、腹腔肿瘤压迫、肛周疼痛性疾病、消化道溃疡引起结肠痉挛等肠道相关疾病，以及脑炎、脑膜炎、脊髓炎、甲状腺机能减退以及慢性阻塞性肺疾病（即慢性肺气肿），其他还有因药物不良反应引起的，比如阿片类止痛药、抗震颤麻痹药、精神抑制药等。然而调查发现，在中国没有基础疾病的便秘，发病率可高达 17％，且有"富高穷低、女高男低、老高少低"的发病特点，这说明便秘不仅仅是因为疾病而出现的一个症状，更多是因为生活饮食习惯、精神因素、职业等引起的。所以便秘是身体健康情况或身体功能正常出现偏差的风向标，从生活中的点滴小事做起，采取有效的预防措施，才能取得更好的效果。

容易引发便秘的不良生活习惯包括：①偏食，特别是偏好高蛋白和精细食物，因膳食中的纤维成分不足而致食物残渣减少，肠道蠕动减慢，导致食物残渣长时间停留在结肠中，而结肠对水分的再吸收作用使得粪便干结而便秘。②食物摄入过少，同样食物残渣不足。③水分、蔬菜、水果摄入量不足，导致肠道水分不足，又缺少膳食纤维促进肠蠕动，不能产生便意和排便行为。④辛辣食物摄入过多，川菜、火锅成了家常便饭的时候，就会饱了口福，却苦了肛门，第二天因肛门灼热疼痛导致排便困难甚至拒绝排便。⑤缺乏运动、工作紧张、久坐、运动不足、卧床等，使肠动力不足。⑥精神紧张，试着回想一下，一个突发事件往往会让你精神高度紧张而忘记了其他一切，就是有排便的想法也突然间荡然无存。当然，也有因紧张而腹泻的，这与人的自主神经功能有关。如果精神紧张状态长时期存在,便秘也就会成了习惯。⑦生活规律改变,比如出差、旅游、住院等,可能会因为一个坐便器的改变而便秘。

除了个人行为,四季变化、居住条件也与便秘形成有关。比如一年四季的空调,由于空调环境的湿度不够,大量的水分从呼吸道、皮肤等挥发消失;在空调环境里,夏天因为感觉不热了而喝凉水少了,冬天因为感觉不冷了而喝热水也少了;在空调环境里,你还会想运动吗? 就算没有空调,如果我们没能根据季节的变化而调整饮食、增减衣服,便秘就会如影随形。

了解了便秘的以上成因,我们会不会在脑海中突然闪现"君子食无求饱,居无求安"呀,在生活条件远远不如今天的两千年前,先贤已向我们揭示了养生法则。当然,"食无求饱,居无求安"表达的重点是饱了、安了,人就懈怠了,也就没有了动力了,这又是更高层次的养生了。

中医

中医将粪便经过大肠、直肠、肛门排出体外形象地比喻为"舟行",便秘则是"舟停"。舟行有两个基本条件,动力和水,即气和津液,所以中医辨治便秘就围绕着气与津夜来进行的。所以便秘主要有气虚便秘、热结便秘、寒凝便秘、气郁便秘、阴血不足便秘等类型。

气虚便秘以虽有便意但需努力挣扎、挣扎则汗出为特点,伴有神疲乏力、面色苍白、动则气喘的表现。从中医脏腑角度来看,多与肺脾关系密切。

热结便秘又称热秘,以大便干结、腹痛、面红身热、口干口臭、舌苔黄燥为特点,患者平时有嗜酒、喜辛辣、凉食等,如果感冒多会高热不退。从中医脏腑角度来看,多与胃与肠关系密切。

寒凝便秘又称冷秘,多见于老年人,特别是反复使用通便药者,以排便困难、肢肤发凉、面色苍白为特点,患者喜热怕寒,小便清长,精神倦怠。从中医脏腑角度来看,多与脾肾关系密切。

气郁便秘又称气秘,多见于情志不畅、思虑过度或久坐少动的人的身上，临床常见两胁部胀闷不舒、嗳气频繁、腹胀食少等表现。从中医脏腑角度来看，多与肺肝胃关系密切。

阴血不足便秘以排出困难、失眠消瘦、心烦易怒、舌苔少而干枯为特点，从病史看多由热秘发展而来。与气虚便秘皆可见努则汗出的表现，但阴血不足者没有寒象。从中医脏腑角度来看，多与脾肾关系密切。

从上可知，中医辨别便秘首先要明确虚实，即有余与不足，否则该通便没有用泻药反而越补越秘，该补益的没有用补药反而越通越秘。何况从中医看，便秘是全身功能异常的表现，也不是仅仅通便就能解决问题的。

三、基本治疗

西医

对有原发疾病的便秘患者必须对原发病进行病因治疗。

对于功能性的习惯性便秘，一般采用综合治疗，包括一般治疗、药物治疗和手术治疗。一般治疗是指保证摄入足量的食物、纤维和水分，增加运动，养成定时排便的习惯。如没有效果，首先从补充纤维素开始，同时摄入足够的水分，在每日补充纤维素 20～30g 时，许多便秘患者会有排便反应的。其他治疗如泻药的应用、灌肠法的使用以及手术治疗需要慎重对待。

中医

许多便秘患者或有减肥需求的人会经常性地使用通便中药如大黄、番泻叶等，短时间来看，一般通便效果都比较好，但也有效果不好或通便后身体更加不舒服的，这会形成自己的经验以便以后更好应用。长时间来看，如果慢性或习惯性便秘患者长时间使用大黄、番泻叶等通便药，不仅易形成服药通便的依赖思想，更会因肠壁经常受到刺激，导致肠蠕动反应减低而形成继发性便秘，甚至出现肠壁黏膜变色或者急性黏膜脱垂大量出血而危及生命。中医通便药的应用也需要慎重对待,不能认为中药通便就是绝对安全的,特别是有峻烈通便作用的中药。

四、预防保健

未病可先防

茶是中国人的生活饮品,也是保健品,但你知道吗？仅仅是因为喜欢喝茶就可能导致便秘。大家都知道大黄有通便的作用,但大黄服用时间过长或大黄煎煮时间过长,反而可能加重或导致便秘。所以怎样生活才能不得便秘或少得便秘,怎样运用中医的理论与经验预防或治疗便秘,都没有绝对的秘方,最适合自己的方法是自己慢慢摸索出来的。我们还是从吃、穿、住、行、药五个方面来谈谈如何预防便秘。

1. 吃要注意"水"、"鲜"、"软"、"粗"　不渴也要喝水,喝水不仅要保证量,还要注意水温和饮用方法,特别是老年人。一般来讲,早上宜喝淡盐水、蜂蜜水、白开水,水温在40℃左右较合适。而晚上特别是睡前只要抿上几口就可以,防止起夜多,甚至膀胱充盈压迫肠道而有排便反应,影响起床后的排便习惯。在运动后和洗澡后要慢慢饮水,一般要跟着心跳来喝水,因为这时胃肠血管处于收缩状态,需要一个恢复过程。如果立即大量饮水,水分积聚在胃肠道里,会导致肚子发胀,影响消化。最好过几分钟,等心脏跳动稍微平稳后,再接着小口小口地喝些温开水。喝水时,尽量保持速度平缓,喝水的频率最好与心跳频率接近,再间歇式地分多次喝。

谚语有云:"三天不吃青,两眼冒金星"、"肉生火,油生痰,青菜豆腐保平安"。清淡合理的饮食是指"鲜"、"软"、"粗",即平时多吃新鲜蔬菜和水果,不要过吃煎炒的干货或油炸的燥热食品,要粗细搭配,不要过食荤物。常吃有益的食物包括:地瓜、绿豆、燕麦、薏苡仁、小米、糙米、红豆、胡萝卜、山药、洋葱、莲藕、白萝卜、茼蒿、空心菜、豆腐、紫菜、香蕉、猕猴桃、酸奶、醋,根据季节选用时令鲜品。选用时还要考虑患者体质,如果阳虚胃寒的体质,以地瓜、小米、山药、糙米、酸奶为佳,如果阳盛胃热的体质,则以绿豆、红豆、白萝卜、茼蒿、空心菜为佳。莲藕、胡萝卜、白萝卜等坚硬食物尽量烧熟软糯后再吃,否则可能损伤胃肠。有减肥需求的人请注意,只要搭配合理,就会减肥成功,千万不要简单地减少饮食或单调饮食,结果极有可能发生便秘而影响美容或健康。

2. 穿要注意不要过度　过热时会水分挥发增加而便秘,过冷时会在吃饭时选择辛热的或热量过高的食物,而且过冷往往会影响消化液的分泌,消化不良反而易致便秘。

3. 住要注意保证睡眠　中医认为"胃不和则卧不安",从临床看,便秘的患者往往睡眠不佳,而夜生活丰富、睡眠不好的人也容易得便秘,便秘与睡眠是互相影响的,要调节好生活规律。另外就是要心情愉快,尽量让自己快乐起来。

4. 行要注意运动起来　除了户外的运动,还可以在家里进行推腹或摩腹,能更有效地预防便秘。推腹的正确手法是:沿着肠的走行,从心口垂直捋下,用双手按顺时针方向对腹部用掌推、指推、环行等手法进行按摩。

5. 药要注意慎用少用　在生活中,为了保证排便,有不少人除了用大黄、番泻叶等泡水代茶饮外,还经常服用各种各样的减肥药,这些药物从中医药性理论来看,都是寒凉的,久服多用会致脾胃阳虚而致消化功能不良,而且有些刺激性的排便药会致肠蠕动减缓,都可能引起便秘的。

既病可减轻
便秘的治疗必须要在医生指导下进行,下面介绍的是一些简便的药食两用中药、推拿疗法和外治法,可以部分减轻便秘。

郁李仁、甜杏仁、火麻仁、蓖麻油,富含脂肪油,有润肠通便的作用,因其力量较弱,一般可通用于各种便秘患者。

桑椹、何首乌、黑芝麻,有较好的保健作用,能补益阴液,适用于大便干结坚硬、成羊屎状者,也可用于治疗热秘的患者。

肉苁蓉,其性温补,能温补脾肾阳气,且有润肠之功,适用于脾肾阳虚肠燥的患者,但多服会碍胃且有肝损伤的不良反应,所以只能小量服用,每日5g左右即可。

艾叶药浴:取干艾叶50g、生姜25g(切片),一起放入浴缸中,先加热水浸泡30分钟,再加水调至适宜温度后,即可进行洗浴。药浴时,用艾叶和生姜在腹部肚脐周围进行擦拭,直至皮肤发红、发热为止,每周药浴3次,连续3周即可见效。

推拿疗法:有较好的调理大肠功能的穴位有支沟、曲池、足三里、丰隆、行间和天枢穴,用手指重力揉按以上穴位,可促进排便,其中支沟穴与天枢穴作用更突出。

病后防复发

偶尔一次的便秘治好相对容易,但反复便秘的人,除了在平时的生活中养成良好的习惯外,建议中年以上经常便秘的人进行健康体检,以排除消化道恶性病变。

从上面的论述可以看出,便秘的预防关键是要注意"水"、"软"、"粗"、"排"、"动"、"揉",在生活中积极尝试,持之以恒,身体就会更健康,生命就会更精彩。

糖 尿 病

糖尿病是胰岛素分泌缺陷或（和）胰岛素作用障碍导致的一组以慢性高血糖为特征的代谢性疾病。慢性高血糖可导致多种组织，特别是眼、肾脏、神经、心血管的长期损伤、功能缺陷和衰竭。随着人们生活水平的日益提高，饮食结构随之发生变化，糖尿病的患病率正逐年增加。我国目前约有 5000 万糖尿病患者，而且有上升的趋势，严重威胁到人类的健康，为了增强人们的防范意识，提高生活质量，让糖尿病远离人群，防治糖尿病已成为慢性病防治的重中之重。

一、主要症状与检查

糖尿病的诊断一般不难，空腹血糖≥7.0mmol/L，和/或餐后 2 小时血糖≥11.1mmol/L 即可确诊。诊断糖尿病后要进行分型：

1 型糖尿病：发病年龄轻，大多＜30 岁，起病突然，多饮、多尿、多食、消瘦症状明显，血糖水平高，不少患者以酮症酸中毒为首发症状，血清胰岛素和 C 肽水平低下。约占糖尿病患者总数的 10%。

2 型糖尿病：常见于中老年人，肥胖者发病率高，常可伴有高血压、血脂异常、动脉硬化等疾病。起病隐匿，早期无任何症状，或仅有轻度乏力、口渴,血糖增高不明显者需做糖耐量试验才能确诊。血清胰岛素水平早期正常或增高,晚期低下,约占糖尿病总数的90%。

二、中西医怎么认识糖尿病

西医

西医认为,血液黏稠是导致糖尿病的根本原因,促进胰岛细胞的氧气吸收可以根本性地治疗糖尿病。人类在贫穷的时候细胞缺少营养的滋补,血液也清澈健康,氧气输送也顺畅;人类富裕起来之后,血液会被过剩的营养拖累,变得黏稠,表现为经过微循环时流动性变弱,红细胞聚集性增加,红细胞变形性变弱。血液黏稠一定会导致全身组织缺氧。糖尿病是血液黏稠致使胰岛细胞长期缺氧导致。那些血液黏稠、但没有患糖尿病的人,是因为胰岛组织微循环可以向胰岛细胞外周灌注足够的氧气的缘故,但是已离患糖尿病不远了。

中医

糖尿病属中医学"消渴"病的范畴。《黄帝内经》曰:"此肥美之所发也,此人必数食甘美而多肥也。肥者,令人内热,甘者令人中满,故其气上溢,转为消渴。"认为糖尿病的发病与过食肥甘有关。隋代医学著作《诸病源候论》在防治糖尿病的指导中直接指出了运动与进餐时间安排的问题:"先行一百二十步,多者千步,然后食。"唐代医学著作《千金方》中记载了行为方式不仅是疾病的起因,也是疾病复发的原因:"不减滋味,不戒嗜欲,不节喜怒,病已而可复作。"这些宝贵的经验,为今天的糖尿病行为研究奠定了基础。

三、基本治疗

西医

1. 一般治疗

(1) 健康教育:要教育糖尿病患者懂得糖尿病的基本知识,树立战胜疾病的信心，如何控制糖尿病，控制好糖尿病对健康的益处。

（2）自我监测：随着小型快捷血糖测定仪的逐步普及，患者可以根据血糖水平随时调整降血糖药物的剂量。

（3）运动治疗：增加体力活动可改善机体对胰岛素的敏感性，降低体重，减少身体脂肪量，增强体力，提高工作能力和生活质量。

（4）饮食治疗：饮食治疗是各种类型糖尿病治疗的基础，一部分轻型糖尿病患者单用饮食治疗就可控制病情。

2. 药物治疗

（1）口服药物治疗：如磺脲类药物、双胍类降糖药、α葡萄糖苷酶抑制剂、胰岛素增敏剂、格列奈类胰岛素促分泌剂等。

（2）胰岛素治疗：胰岛素制剂有动物胰岛素、人胰岛素和胰岛素类似物。根据作用时间分为短效、中效和长效胰岛素，并已制成混合制剂。

中医

本病有上、中、下三消之分。上消多为肺热津伤，可选用消渴方加味。中消多为胃热炽盛，可选用玉女煎加黄连、栀子。下消多属肾阴亏虚者，可选用六味地黄丸；属阴阳两虚者，可选用金匮肾气丸。

四、预防保健

多懂一点

目前我国公民对于糖尿病的危害有认识，但是仍然不足，要对社区居民积极宣传开展糖尿病知识的普及宣传教育，积极提高全社会对糖尿病危害的认识，对糖尿病的社区防治工作要高度重视，教育居民对各种诱发危险因素的警惕，把糖尿病的预防和治疗转变成人们的自觉行为。

肥胖是糖尿病的一个重要发病基础。研究表明70％～80％的糖尿病患者都是超重的。随着人们生活水平的提高，营养相对增加，活动相对减少，脂肪成分随之增多，导致靶细胞上胰岛素受体相对减少，受体接受胰岛素的能力减弱，使胰岛素不能正常发挥生理作用，导致血糖持续在高水平而形成糖尿病。精微物质输布失调，存储失常，留滞血中，由盛而溢，自尿排出，发为消渴。肥胖型糖尿病患者多起病渐缓，"三多"症状不明显或不完全有，有时首发症状却来自并发症。有资料表明，肥胖人群中糖尿病患病率 4 倍于非肥胖者，这与胰岛素抵抗综合征的形成相关。因此，糖尿病的发生与肥胖者有很大相关性。肥胖患者的胰岛 β 细胞肥大增生，血浆胰岛素水平明显升高，并且存在胰岛素抵抗。肥胖既是糖尿病的发病因素，也是其重要的前驱表现。因此低糖低脂、富含纤维和维生素饮食，防止能量过分摄取，减轻体重就能减少糖尿病的发生。

少吃一点

糖尿病的发生与饮食结构及生活方式有明显关系，尤其喜饮酒者，《备急千金要方》记载："凡积久饮酒，未有不成消渴者。"另有研究表明，糖尿病患者中有 61.11% 与高糖、高脂肪饮食有关。摄取过多的糖类、脂肪及体力活动减少，造成体内黄尿酸聚集，破坏了胰岛素 β 细胞且增加了胰岛负担，使糖尿病发病者大大增多。而过量饮酒能导致肥胖增加，肝糖原合成降低，并诱发急性、慢性或复发性胰腺炎、动脉硬化、神经炎等，从而都可以成为糖尿病及其并发症的危险因素，另外，长期饮酒能引起铬和锌的缺乏，这对糖尿病的发生也是重要的。

因此应提倡膳食平衡，避免能量的过多摄入，同时也要防治低血糖，富含纤维素的天然食品如谷类、水果、蔬菜应该首选。其次，有糖尿病阳性家族史且血清胆固醇高的人，要严格地控制和减少饱和脂肪酸的摄入量和种类，保证每日正常 3 次正餐。此外，糖尿病患者要戒烟、限酒。

勤动一点

西医学认为糖尿病患者要加强体育锻炼和体力活动，平时多参加适当的体育活动可以减轻体重，改善血糖水平，提高胰岛素的敏感性，增强心血管系统的功能，从而预防糖尿病及其并发症。《诸病源候论》提出，消渴患者应"先行一百二十步，多者千步，然后食"。说明适当运动是防治糖尿病的有效措施之一，这一点和西医学的认识是完全一致的。对于老年糖尿病患者来说选择合适的运动方式和运动强度非常重要。并且应该在医生指导下循序渐进完成。运动强度过大或活动时间太长引起劳累，反而可能加重病情，尤其合并冠心病、肾病者，应注意适当的活动量。运动的方式可以根据不同情况选择：如散步、快速行走、慢跑、健身操、游泳、太极拳、五禽戏、八段锦等。中医五禽戏、八段锦、太极拳等运动项目，动作自然、柔和，可以让气血流畅，是老年患者较为适宜的运动形式。有研究证实，八段锦锻炼能有效地调节和控制血糖的水平，降低 HbA1c 及血脂，提高高密度脂蛋白水平，对 2 型糖尿病患者的康复、稳定病情和改善机体的功能状态具有良好作用。

放松一点

在糖尿病的发生、发展及变化过程中，情绪因素的重要作用是历代医家所公认的。《黄帝内经》记载："长冲直扬，其心刚，刚则多怒……故为消瘅。"认为容易发怒的人易发生消瘅（即消渴病）。西医学表明紧张、激动、压抑等不良情绪，会引起人们某些应激激素如生长激素、去甲肾上腺素、胰高血糖素、肾上腺素、肾上腺皮质激素等分泌大量增加，而这些激素均为升高血糖的激素，也是与胰岛素相对抗的激素，使血糖浓度持续在高水平，造成胰岛 β 细胞负担过重，是糖尿病发病率高的原因之一。糖尿病是慢性的终身性疾病，其迁延不愈的病理变化过程和疾病治疗过程，往往会给患者带来精神紧张、孤独、恐惧、忧虑、绝望等许多心理问题，会使糖尿病患者的病情加重和恶化。因此，对糖尿病患者要注意心理关怀和心理治疗，具体应包括两方面内容：①引导患者的心情，让患者心情舒畅。研究表明，良好的心情对糖尿病患者的病情有积极的改善作用，心情的改善可以使患者的精神状态趋向平静、安逸，不良情绪得到发泄，这是药物所不能达到的。舒适和谐的家庭环境，也能使人心情舒畅，充满朝气和活力。②广泛积极的兴趣爱好的培养，如音乐、书法、绘画等，能增添生活的乐趣，消除和避免患者的不良情绪，转移患者的注意力，减轻患者的痛苦，对改善糖尿病患者的病情有很大的帮助。

骨质疏松症

骨质疏松，通俗地讲就是缺钙，是指骨骼中的骨质流失，令骨结构变得稀疏，使骨的脆性增加的全身性骨骼疾病。此病随年龄的增长快速增加，使老年人的身材变得越来越矮、甚至驼背等，这些都是因骨质疏松造成的。骨质疏松症是一种多因素所致的慢性疾病。在骨折发生之前，通常无特殊临床表现。该病女性多于男性，常见于绝经后妇女和老年人。随着我国老年人口的增加，骨质疏松症发病率处于上升趋势，在我国乃至全球都是一个值得关注的健康问题。

一、主要症状与检查

骨质疏松症是一种系统性骨病，其特征是骨量下降和骨的微细结构破坏，表现为骨的脆性增加，因而骨折的危险性大为增加，即使是轻微的创伤或无外伤的情况下也容易发生骨折。骨质疏松症是一种多因素所致的慢性疾病。主要症状为：

1. 疼痛　患者可有腰背酸痛或周身酸痛，负荷增加时疼痛加重或活动受限，严重时翻身、起坐及行走有困难。

2. 脊柱变形　骨质疏松严重者可有身高缩短和驼背。椎体压缩性骨折会导致胸廓畸形,腹部受压,影响心肺功能等。

3. 骨折　非外伤或轻微外伤发生的骨折为脆性骨折,是一种低能量或非暴力骨折,如从站高或小于站高跌倒,或因其他日常活动而发生的骨折。发生脆性骨折的常见部位为胸、腰椎、髋部、桡、尺骨远端和肱骨近端。

二、中西医怎么认识骨质疏松症

西医

骨质疏松症是外国学者在 1885 年提出,直到 1990 年在丹麦举行的第三届骨质疏松研讨会上才有明确的定义并得到世界公认。本病的含义是指单位体积骨组织中骨量减少,而骨矿物质与骨基质之间的组成比例未发生显著变化。是一种与年龄相关的非特异性、全身性、代谢性骨病。

中医

中医学无骨质疏松症之病名,对骨质疏松症的现代认识也只有十余年的时间,然而纵观历代中医文献对骨病的描述与记载甚为丰富,有"骨痿"、"骨枯"、"骨痹"、"骨蚀"、"骨极"、"历节"等。《黄帝内经》中有"肾之合,骨也",故中医认为肾虚是骨质疏松症的基本原因。同时脾虚也是主要原因。

三、基本治疗

西医

1. 抗骨吸收药物　双膦酸盐类,降钙素类,选择性雌激素受体调节剂,雌激素类。

2. 促进骨形成药物　甲状旁腺激素。

3. 锶盐　雷奈酸锶。

4. 其他药物　活性维生素 D、维生素 K_2（四烯甲萘醌）。

中医

1. 中医辨证治疗　分为肝肾两虚，脾气亏虚，阳虚督寒，阴阳两虚，气滞血瘀等多种证型。在治疗期间应把握中医治疗骨质疏松的 3 个基本原则：补肾壮骨、健脾益气及活血通络。

2. 推拿治疗　主要针对轻度的骨质疏松症患者，缓解疼痛有良效。

3. 针灸治疗　能够缓解骨质疏松所致的骨痛、腰背痛等症状，修复骨质，提高骨量，改善衰老症状。

四、预防保健

生活调摄

运动有利于钙的吸收，有助于增加骨密度，故宜多做运动。多到户外接受适量的日光照射，促进体内维生素 D 的合成，促进钙的吸收。

饮食调摄

1. 不宜饮食　浓茶、咖啡和饮料。可乐中含有磷酸，不仅会降低人体对钙的吸收，还会加快钙的流失。同时，大多数饮料含糖较多，糖分也会影响钙的吸收。咖啡和浓茶中含有咖啡因，过量摄入后会产生轻度利尿作用，尿量增加就会增加尿钙、粪钙的排出，引发骨质疏松。

2. 食疗调摄　预防骨质疏松，补钙尤为重要，而从食物中补钙是最天然和安全的做法。其中，牛奶是含钙最丰富且吸收率又非常高的首选补钙食物，牛奶中的乳糖及合适的钙磷比例也都有助于钙的吸收。多喝牛奶就如同为人体骨库中源源不断地输送钙、磷、钾等矿物质，可以协同促进骨健康。成人每日需要 800mg 左右的钙，而一杯 250g 的牛奶可以提供约 260mg 的钙。此外，豆制品和绿叶蔬菜也是很好的钙来源。同时也应多吃洋葱，研究显示洋葱具有防止钙质流失的作用。预防骨质疏松，还要特别注意盐的摄入量，盐 40% 的成分是钠，过食盐是导致人体骨质流失的重要原因,专家建议每日摄入量不超过 1500mg。

简单食疗方:

(1) 虾皮拌豆腐:嫩豆腐 750g,虾皮 50g,葱花、姜末各 25g,麻油 10g,精盐、味精少许,佐餐服食。

(2) 核桃粉牛奶:核桃粉 20g,牛奶 250ml,蜂蜜 20g,搅拌均匀即成,随早餐服食。

(3) 羊骨羊腰汤:新鲜羊骨 500g,羊腰(羊肾)2 只,料酒、葱花、姜末、精盐、味精、五香粉、麻油等适量。佐餐当汤,随意服食。

(4) 海带菠菜汤:海带 50g,菠菜 200g,黄豆 30g,精盐、味精、麻油各适量,分 1～2 次趁热食菜喝汤。

药膳调摄

(1) 黄芪虾皮汤:黄芪 20g,虾皮 50g,佐餐当汤,随意服食。

(2) 枸杞甲鱼沙锅:枸杞 30g,山药 50g,骨碎补 20g,活甲鱼 1 只,佐餐服食。

(3) 狗肉砂锅:黄狗肉 250g,熟附子 6g,香菜 250g,佐餐服食。

(4) 猪皮续断汤:猪皮 200g,续断 50g,煮汤服食。

(5) 桑葚牛骨汤:桑葚 25g,牛骨 250～500g,煮汤服食。

(6) 杜仲腰子汤:杜仲 25g,续断 10g,牛膝 15g,猪腰子半个,姜 2 片,盐少许,胡麻油 1 汤匙,煮汤服食。

(7) 壮筋益骨汤:当归 15g,白芍 15g,熟地 15g,杜仲 20g,牛膝 15g,续断 10g,木瓜 15g,炙甘草 10g,红枣 5 枚,鸡血藤 15g,牛筋 1 斤,卤包等,一同熬煮,煮汤服食。

颈肩腰腿病

平时听到大家形容疲劳时常概括为腰腿痛、脖子酸、肩膀痛。久而久之，对这些症状也就容易忽视，殊不知，颈肩腰腿痛即是一种劳损，而且该病的发病率是非常高的，它甚至跟感冒的发病率不相上下。该病对身体危害很大，更有甚者需手术治疗。

一、主要症状与检查

颈肩腰腿痛病多为慢性劳损及无菌性炎症引起的以病患部位疼痛，肿胀甚至功能受限为主的一组疾病。常见病包括：颈椎病、肩周炎、腱鞘炎、腰椎间盘突出，腰肌劳损、骨质增生等疾病。其发病原因较多，如软组织急性损伤、软组织慢性劳损、风寒湿因素、过敏因素或免疫因素、其他因素如肿瘤等引起。中医学称之为"痹病"，《黄帝内经》"痹论"谓："风、寒、湿三气杂至，合而为痹也。"

二、中西医怎么认识颈肩腰腿病

西医

主要是颈肩腰腿等部位由于慢性劳损及无菌性炎症的发生，引发神经水肿而致疼痛、肿胀甚至功能受限的疾病。

中医

中医学统称为"痹病",痹者,闭塞不通之义也,凡因感受风、寒、湿、热之邪气,阻滞人体经络脏腑,气血运行失于畅通,而致使肢体、关节、肌肤、筋骨等处疼痛,或伴肿胀、酸楚、重着、麻木等一类疾患,称为痹病。《黄帝内经》"痹论"所述的15种痹(即五因痹、五体痹、五脏痹),《金匮要略》中历节风,后世所称的鹤膝风、鼓槌风、肩周炎、痛风、顽痹或尪痹等,皆属痹病的范畴。痹分多种,主要分为风寒湿痹、风湿热痹、骨痹、虚痹等。

三、基本治疗

西医

1. 药物治疗 一般以镇痛为主,常服用非甾体类药物等对症处理。

2. 封闭治疗 将局麻药和激素类药物的混合液注射于疼痛的部位,达到消炎镇痛的目的。

3. 牵引治疗 主要针对颈腰突出症患者。

4. 手术治疗 略。

中医

1. 中药内治法 中医辨证治疗以疏风散寒、活血通络止痛为基本原则。

2. 中药外治法 敷贴膏药、中药粉等,涂擦油膏、酒剂等,熏洗湿敷、热熨等。

3. 推拿治疗 推拿可以消除疲劳、调理气血、疏通经络,调整阴阳平衡,是一种优良的治疗方法。

4. 针灸治疗 取局部经穴和阿是穴为主,结合循经和辨证取穴。

此外,还有小针刀治疗和中药离子导入治疗。

四、预防保健

生活调摄

应注意调摄平常的姿态和体位,如站立位时腰部前凸加大,加重了腰椎关节和椎间盘的压力,故长时间站立就会引起腰痛。调摄方法:①如果在站立过程中能使双侧膝关节轮流保持轻度屈曲位,则可减少腰椎前凸。②收腹挺胸,两肩放松,两眼平视,头肩膝髋踝在一条直线上,保持腰椎轻度前凸。此外高跟鞋会加大骨盆前倾,增加腰部的劳损。因此长期穿高跟鞋的患者最好经常在卧位时将双膝抱于胸前,或经常行下蹲双手抱膝,预防腰痛的发生。卧位时以侧卧最佳,保持髋、膝关节屈曲,使关节、肌肉放松。避免床铺下陷。枕头的高度要合适,所谓"高枕无忧"是不可取的,一般在 7~9cm 左右。坐位时桌椅的高度要合适,且双足能平踏于地面,最好有扶手和靠背,靠背倾斜度以 120°为宜。搬动重物时正确的姿势是髋膝关节屈曲、腰部平直,即在下蹲位搬重物,使物体尽量靠近躯干。同时由于该病多遇寒而发,故防寒保暖也颇为关键。

运动调摄

增强脊柱肌肉的功能锻炼,防止工作生活中的意外伤害,对预防颈腰腿痛有重要意义:

1. 颈肩部锻炼　仰首后伸、俯首前屈、侧方拉伸、双肩轮环、双肩按摩、扩胸运动。

2. 腰背部功能锻炼　俯卧位小燕飞,仰卧位五点式、四点式、三点式。

3. 腰部肌肉锻炼　屈膝式仰卧起坐。此外尽可能少坐多动,能走路的不要骑车,能骑车的不要坐车。特别是有车族和长期坐办公室的人员,每日要抽出一定的时间进行锻炼,尤其注意加强颈肩腰部肌肉的锻炼,可做一做颈保健操,既可缓解颈背肌疲劳,又能使肌肉松弛,韧度增强,使脊柱得以稳定。长期低头伏案工作者,要注意动与静结合,每工作1小时左右就要站起来走走,活动活动四肢,消除肌肉、韧带的疲劳,防止劳损。

情志调摄

长期压抑感情,多愁善感的人易患神经症,神经症会影响人体脏腑,长期睡眠偏差人群骨质会过早出现衰退的表现,长此以往,颈肩部容易疼痛。所以,要经常保持乐观向上的好心情,对人体的血液循环、血脉的疏通、经脉的畅通大有好处。

饮食调摄

1. 不宜饮食　生冷类、油腻硬固类、发物类、酒类等。生冷类因颈肩腰腿痛其发病多因风寒湿侵袭所致,故不宜食用。油腻硬固类因其味厚腻滞,火性较大,易积热生痰,故胃肠湿热所致颈肩腰腿痛诸疾均非适宜,又因其硬固难消,凡脾胃虚弱的疼痛患者当禁忌。发物类指各类食物中能诱发疾病使之显现的食物,诸如蔬菜中的蘑菇、笋、雪菜、芫菜、芥菜、香椿菜;瓜果中的南瓜;禽畜中的鸡头、翅、脚、猪头以及水产中的黄鱼、鳖鱼、鳍编鱼、带鱼、虾、蟹之类。凡因疮痈疖肿而致的颈肩腰腿痛患者,尤当慎用或禁用。要防止酗酒,酒精会影响钙质在骨上沉积,使人们易患骨质疏松症、骨质软化症,加速骨骼的退行性变而发病。

2. 食疗调摄　在饮食方面要多吃含钙、磷类的食物,如淡水鱼、牛奶、牛肉、虾皮、草鸡蛋等。

药膳调摄

(1) 枫蛇酒:干枫荷梨根 150g、蕲蛇、乌梢蛇各 100g、金钱白花蛇 3 条。主治风湿痹痛诸症。

(2) 海风藤狗肉汤:狗肉 90g、海风藤 30g、桂枝 5g、胡椒 15g、陈皮少许、盐适量。主治风湿痹痛、关节不利、四肢拘挛等。

痔　疮

痔疮是最常见的肛肠疾病，任何年龄都可发病，且随着年龄增长，发病率逐渐增高。但目前广大人民群众对痔疮的了解却不多，很多人也会产生如下一些疑问：真有"十男九痔"这么高的发病率吗？痔疮到底是什么？痔疮会恶变吗？痔疮如何预防和治疗？就这些常见的问题，下文会逐一做出解答。

用"十男九痔"来形容痔疮的发病率其实并不准确，而用"十人九痔"相对恰当。因为痔疮几乎每个人都有，只是有些人有明显症状被发现，而有些人没有症状而已。正确认识这点，就要从痔疮的本质说起。痔是正常解剖结构，是肛管内壁的血管、纤维、肌性柱状组织。痔在胎生时就存在，随着年龄而退变，所以痔可能是人体老化的正常改变，而不是疾病过程的一部分。

一、主要症状与检查

中西医对痔的诊断方法大致相同，可通过肛门视诊、肛门指检和肛门镜检等方法检出。

大便时看到流血、滴血或者粪便中带有血液或脓血，多数是由痔疮引起的。肛裂的出血呈鲜红色，伴有肛门剧痛。而大便带血，血色暗红或大便色黑暗，多数是因消化道出血所致。排便时有肿物脱出肛门，伴有肛门潮湿或有黏液，多数是由内痔脱出或直肠黏膜脱出。如果肛门有肿块，疼痛激烈，肿块表面色暗，呈圆形，可能是患了血栓性外痔。肛门肿块伴局部发热疼痛，是肛周脓肿的症状。触诊肛门有条索状物，并有少量脓液自溃口出，是肛瘘的表现。

痔按发生部位的不同分为内痔、外痔和混合痔。在位于肛管皮肤与直肠黏膜相连合处有一条可见锯齿状的线叫肛管齿状线。在齿状线以上的为内痔；在齿状线以下的为外痔；兼有内痔和外痔的为混合痔。

内痔的常见症状为出血、脱垂、肿胀、疼痛。分为 4 度：

Ⅰ度：便时带血、滴血，便后出血可自行停止；无痔脱出。

Ⅱ度：常有便血；排便时有痔脱出，便后可自行还纳。

Ⅲ度：可有便血；排便或久站及咳嗽、劳累、负重时有痔脱出，需用手还纳。

Ⅳ度：可有便血；痔持续脱出或还纳后易脱出。

下消化道出血溃疡性结肠炎、克隆病、直肠血管瘤、憩室病、息肉病等，均可有不同程度的便血，需作乙状结肠镜或纤维结肠镜检方可鉴别。

二、中西医怎么认识痔疮

西医

痔疮的病因尚未完全明确，可能与肛垫下移、静脉曲张和血管增生等多种因素有关。

中医

中医认为痔的发病多因脏腑本虚，静脉壁薄弱，兼因久坐，负重远行，或长期便秘，或泻痢日久，或临厕久蹲，或饮食不节，过食辛辣肥甘之品，导致脏腑功能失调，风燥湿热下迫，气血瘀滞不行，阻于魄门，结而不散，筋脉横解而生痔。或因气血亏虚,摄纳无力,气虚下陷,则痔核脱出。

三、基本治疗

西医

根据痔临床诊治指南(2006)治疗原则:"无症状的痔无需治疗。痔的治疗目的重在消除、减轻其症状。解除痔的症状较改变痔体的大小更有意义,应视为治疗效果的标准。"有症状的痔也无需根治,80%以上可经非手术方法解除症状。

1. 药物治疗 常用药物可分为口服用药和局部用药。

(1) 口服用药:主要包括静脉强健药、消炎药、混合制剂(痔血宁合剂,草木犀流浸液片,迈之灵)等。

(2) 局部用药:包括黏膜保护剂、麻醉镇痛剂、润滑剂、收敛剂(复方角菜酸酯栓,马应龙痔疮栓,消痔膏)等。

2. 其他疗法

(1) 硬化剂注射疗法:注射疗法在国内外早已采用,按其作用性质不同,可分为硬化萎缩和坏死枯脱两种方法。由于坏死枯脱疗法常有术后大出血、感染、直肠狭窄等并发症,现常用的是硬化萎缩注射疗法。如常用的草木犀流浸液片。

黏膜下层硬化剂注射是常用治疗内痔的有效方法,主要适用于Ⅰ、Ⅱ度内痔。并发症有疼痛、肛门部烧灼感、组织坏死溃疡或肛门狭窄、痔血栓形成、黏膜下脓肿与硬结。

(2) 器械治疗:胶圈套扎法。

(3) 手术治疗:内痔Ⅲ度、Ⅳ度以及急性嵌顿性痔、坏死性痔、混合痔以及症状和体征显著的外痔,Ⅱ度内痔伴出血严重者需手术治疗。

目前常见的手术方式有内扎外剥,超声引导下痔动脉结扎(HAL)、吻合器痔上黏膜环切术(PPH),选择性痔上黏膜吻合术(TST)等。

中医

1. 风伤肠络证

[临床表现] 大便带血、滴血或喷射状出血,血色鲜红,或有肛门瘙痒等;舌质红,苔薄白或薄黄,脉浮数。

[治法] 清热凉血祛风。

[方药] 凉血地黄汤加减。

2. 湿热下注证

[临床表现] 便血色鲜,量较多,肛内肿物外脱,可自行回缩,肛门灼热;舌质红,苔黄腻,脉弦数。

[治法] 清热利湿止血。

[方药] 脏连丸加减。出血多者加地榆炭、仙鹤草等;灼热较盛者加白头翁、秦艽等。

3. 气滞血瘀证

[临床表现] 肛内肿物脱出,甚或嵌顿,肛管紧缩,坠胀疼痛,甚则肛缘水肿、血栓形成,触痛明显;舌质红或暗红,苔白或黄,脉弦细涩。

[治法] 清热利湿,祛风活血。

[方药] 止痛如神汤加减。肿物紫暗明显者加红花、丹皮;肿物淡红光亮者加龙胆草、木通等。

4. 脾虚气陷证

[临床表现] 肛门松弛,痔核脱出需手法复位,便血色鲜或淡;面白少华,神疲乏力,少气懒言,纳少便溏;舌质淡,边有齿痕,苔薄白,脉弱。

[治法] 补中益气,升阳举陷。

[方药] 补中益气汤加减。大便干结者加肉苁蓉、火麻仁;血虚者合四物汤。

四、预防保健

生活起居

每次排便超过 3 分钟的，应逐步控制在 3 分钟以内；司机、孕妇和坐班人员在每日上午和下午各做 10 次提肛动作。

合理饮食

合理搭配饮食既可以增加食欲，纠正便秘，改善胃肠功能，也可以养成定时排便的习惯。日常饮食中可多选用蔬菜、水果、豆类等含维生素和纤维素较多的饮食，少食含辛辣刺激性的食物，如辣椒、芥末、姜及酒等。

加强锻炼

体育锻炼有益于血液循环，可以调和人体气血，促进胃肠蠕动，改善盆腔充血，防止大便秘结，预防痔疮。

自我按摩

按摩法可改善肛门局部血液循环。方法有两种：一种是临睡前用手自我按摩尾骨尖的长强穴，每次约 5 分钟，可以疏通经络，改善肛门血液循环；另一种方法是，有意识地向上收缩肛门，早晚各 1 次，每次做 30 次，这是一种内按摩的方法，有运化瘀血、锻炼肛门括约肌、升提中气的作用。经常运用，可以改善痔静脉回流。

失 眠 症

失眠是怎么回事？失眠也被称为不寐，通俗可以理解为睡不着，可是您可不要轻视这个简简单单的睡不着，睡眠对我们的身体是很重要的，充足的睡眠可以保证我们第二天正常的生活和工作，也可以使我们的大脑得到充足的休息。如果长时间被失眠困扰，不仅浑身没有精神，还会有其他并发症的发生。

一、主要症状与检查

失眠通常指患者对睡眠时间和或质量不满足并影响白天社会功能的一种主观体验，包括入睡困难、时常觉醒及（或）晨醒过早。可引起人的疲劳感、不安、全身不适、无精打采、反应迟缓、头痛、记忆力不集中等症状，受它影响最大的是精神方面，严重一点会导致精神分裂。

失眠症常见临床类型有：原发性睡眠障碍、继发性睡眠障碍、假性失眠。主要表现为经常不易入睡，或寐而易醒，醒后不能再睡，或睡而不酣时易惊醒，甚或彻夜不眠。

二、中西医怎么认识失眠症

西医

失眠相当于西医学的神经衰弱、神经症等。现在西医认为"失眠症"的主要原因是睡眠－清醒系统紊乱，及认为失眠是神经系统过于兴奋引起的。

中医

中医典籍将失眠称为"不寐"、"不得眠"、"不得卧"或"目不瞑"等。失眠常常兼有多梦、心慌、乏力、气短、面白自汗、手足冰凉者，多是心阳不足，心神失于温养，神不安宁所致。如果失眠以不易入睡为主者，多是神不守舍，魂魄飞扬，兼有心悸，烦躁，多梦，潮热盗汗，腰膝酸软，为心肾不交，水亏火旺，扰乱心神所致。如果患者睡后易醒同时有心悸，纳少乏力，舌淡脉弱，多为心脾两虚，血失化源，心神失养所致。

失眠多梦兼有急躁易怒，胁肋灼痛，腰膝酸软，多为肾水不足，不能涵养肝火，肝阴失于涵养，以致肝阳上亢，神魂不宁而产生。如果患者睡后时时惊醒，伴有胸闷，眩晕，胆怯心烦，口苦恶心，多为胆虚痰扰，情志郁结，化火生痰，痰热内扰，心神不安所致。如果患者夜不能寐，失眠伴有胸闷，腹胀，嗳气不舒，舌苔厚腻，多为食滞内停，胃失和降，浊气上泛，扰动心神所致。

失眠兼有烦躁不安，登高而歌，弃衣而走多为痰迷心窍或为血瘀。失眠兼有胸闷，胸不能纳物，突然惊醒，多为心胸血瘀所致。

三、基本治疗

西医

西医学常用镇静催眠药物如苯二氮䓬类（BDZ）治疗失眠症。虽能显著增加总睡眠时间，缩短睡眠潜伏期，但易形成对药物依赖和成瘾性，停药后反弹性失眠发生率高，次日宿醉效应以及其对认知和精神运动功能的损害。

中医

1. 辨证治疗　如心脾两虚，阴虚火旺，心虚胆怯，肝郁化火，痰热内扰等。

2. 推拿治疗　是一种自然疗法，更具有独特的优势，被人们认为是安全、有效、无不良反应，易于接受的一种"绿色"治疗方法，备受人们的欢迎。

3. 针灸治疗　针灸通过协调阴阳、扶正祛邪、疏通经络，从而达到改善睡眠的目的。常用穴为神门、四神聪、安眠、照海、申脉等。

四、预防保健

睡前调摄

1. 睡前减慢呼吸节奏　睡前可以适当静坐、散步、看慢节奏的电视、听舒缓的音乐等，使身体逐渐入静，静则生阴，阴盛则寐，最好能躺在床上做几分钟静气功，做到精神内守。

2. 睡前可吃一点养心阴的东西　如冰糖百合莲子羹、小米红枣粥、藕粉或桂圆肉水等，因为人睡觉后，心脏仍在辛苦地工作，在五脏中，心脏最辛苦，所以适当地补益心阴将有助于健康。

3. 睡前泡脚　失眠的患者别忘了睡前用温水泡脚，可以促进心肾相交。心肾相交意味着水火相济，对阴阳相合有促进作用，阴阳合抱，睡眠当然达到最佳境界。

睡眠调摄

睡眠是平衡人体阴阳的重要手段，也是走出亚健康的养生第一良方。中医睡眠机制是：阴气盛则寐（入眠），阳气盛则寤（醒来）。所以夜晚应该在子时（23：00～1：00）以前上床，在子时进入最佳睡眠状态。因为按照

《黄帝内经》的睡眠理论,夜半子时为阴阳大会、水火交泰之际,称为"合阴",是一日中阴气最重的时候,阴主静,所以夜半应长眠。

睡前预防

1. 睡前不要有激烈的运动　激烈的运动不但不能帮助睡眠,而且会让原本已经疲倦的肌肉更加紧张,大脑也会更清醒,反而睡不着。

2. 不要乱吃安眠药　服用安眠药后的睡眠不同于生理睡眠,而是被动睡眠。因此,服药后即便整夜入睡,醒来依然会感觉疲乏。

3. 睡前勿兴奋　睡前不要读一些情节紧张的小说,会让大脑更兴奋,睡着后做梦浮想联翩。所以,睡前若想读书,还是轻松的散文为好。

4. 不要喝酒助睡　喝酒容易呼吸困难,睡不安稳,口渴,醒来头重混沌。

5. 每日睡够 8 小时　当然,偶尔一两次睡眠时间不够并不会产生太大影响,因此,不要唯恐时间不足而精神紧张,这样反而更睡不好,甚至导致恶性循环。

饮食调摄

1. 不宜饮食　很多人都知道,含咖啡因的食物、茶、可乐会刺激神经系统,是导致失眠的常见原因。辛辣食物,晚餐吃辛辣食物也是影响睡眠的重要原因。辣椒、大蒜(大蒜食品)、洋葱等会造成胃中有灼烧感和消化不良,进而影响睡眠。油腻食物,油腻的食物吃了后会加重肠、胃、肝、胆和胰的工作负担,刺激神经中枢,让它一直处于工作状态,也会导致失眠。有些食物摄入后,在消化过程中会产生较多的气体,从而产生腹胀感,妨碍正常睡眠,如豆类、大白菜、洋葱、玉米、香蕉等。酒类,睡前饮酒曾经被很多人认为可以促进睡眠,但最近的研究证明,它虽然可以让人很快入睡,但是却让睡眠一直停留在浅睡期,很难进入深睡期。所以,饮酒的人即使睡的时间很长,醒来后仍会有疲乏的感觉。

2. 食疗调摄　多吃蔬菜水果以及补脑安神的食品,如小米、红枣、核桃等,牛奶、土豆、面条或蔬菜加少许鸡肉或鱼肉,这些食物能促使大脑分泌一种称为血清素的激素，其具有放松、安神作用；奶酪、酸奶中含丰富的钙，可促进睡眠。

简单食疗方：①取大枣、小麦、冰糖。先取大枣、小麦，水煎去渣取汁，纳入冰糖烊化顿服，每晚1次。②取大枣、龙眼肉、大米，砂糖适量。先取大米煮粥，待沸时加入大枣、龙眼肉，煮至粥熟时，调入冰糖，再煮一二沸即成，每日1剂。

情志调摄

不良情绪的产生常常影响睡眠，故要随时加以调整。如心情郁闷失眠时，千万不要闷在心里，将你的感受说出来，对你更有帮助，当你越说越难过时，不妨尽情哭一场。中国古代医学还主张有情志问题的人多行善事，因为善能生阳，阳能生喜，喜能生乐。此外，远行、静思、禅坐、艺术创作等，都对情志有不同程度的帮助和缓解，心平气和，才能安眠。

气功调摄

练习放松功等保健功法，对减轻焦虑情绪有效，可减少失眠。

药膳调摄

1. 山药炖兔　山药30g、兔肉250g、生姜5g、料酒5g、精盐6g、味精1g、胡椒粉0.5g、麻油3g、猪筒骨汤500ml。适用于阴虚失眠等。

2. 荔枝大枣羹　新鲜荔枝100g、大枣10枚、白糖少许。适用于气血不足所致的失眠健忘等。

3. 夜交藤粥　夜交藤60g、粳米50g、大枣5枚、白糖少许。适用于虚烦不寐、顽固性失眠、多梦症等。

4. 远志枣仁粥　远志10g、炒酸枣仁10g、粳米50g。适用于神经衰弱的失眠。

5. 陈皮茯苓粥　陈皮20g、茯苓30g、粳米100g。适用于脾胃气滞、中焦湿阻所致的失眠等。